ココロと
カラダを
リトリート
しよう

著 GETTA MAN《ゲッタマン》

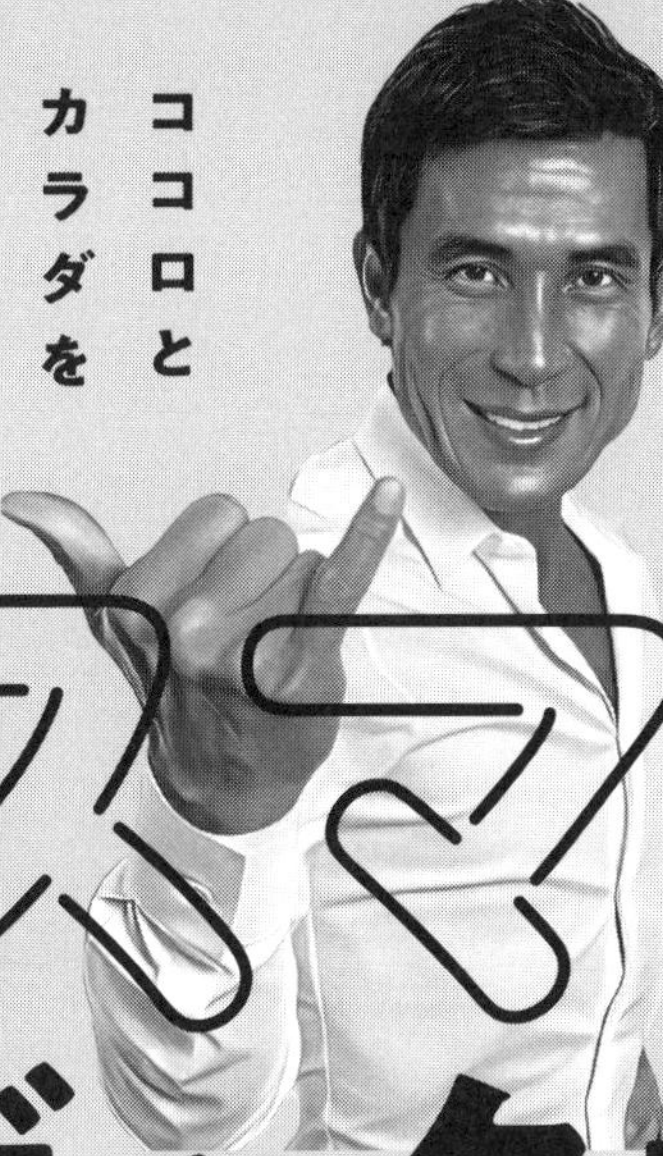

スマホゲッタマン体操

NTT出版

はじめに

さかのぼること30年以上前、私はNTTに入社しました。現在ではスマートフォンと呼ばれ、小型で軽量の携帯電話ですが、入社した当時は自動車電話やショルダーフォンと呼ばれるハンドバックほどの大きなサイズのとてもとても重いものでした。「電池を小型にできればショルダーフォンが手のひらサイズになり、きっとノーベル賞がとれるくらいの発明になる！」とNTTの先輩が目を輝かせて語っていたのを昨日のことのように想い出します。

情報のデジタル化によってメディアの融合が進み、マルチメディアがあたり前になりました。さらには、パソコンでインターネットを見ることが主流だったインターネット・エコノミーから、スマートフォン・エコノミーへと変化し、現在では誰もが手のひらサイズのスマホを通して手軽に大量の情報を入手できるようになりました。直近では、人工知能や生成AIも進化して、リアルとサイバーの境目がなくなりつつあります。

しかし、便利になった反面、情報過多になり、脳化、意識化が進み、ポジティブな感情もネガティブな感情も極端になって、心と体のバランスがとりにくい時代になりました。本来、人間の脳はマルチタスクが苦手です。脳がオーバーフロー状態にならないようにするためにも、情報を取捨選択して手放すことが大切です。しかし、現代社会では、情報量が多いために自分に必要な情報がまだまだ足りないと思い込み、不安で手放せなくなって情報に合わせようとするためにストレスが溜まります。

コミュニケーションツールとしても欠かせない生活必需品のスマホも、長時間の使用は心と体にさまざまな影響を及ぼすことがわかってきました。日常生活や学校、会社、リモートワークなどでスマホやパソコン画面を同じ姿勢で見続けることで、知らぬ間に前かがみの猫背の姿勢が続いて、頭痛、眼精疲労、肩こり、腰痛などの不調が引き起こされています。さらに、以前は特定の職業の人にしか見られなかった胸郭《きょうかく》出《で》口《ぐち》症候群、肘部管《ちゅうぶかん》症候群、手根管《しゅこんかん》症候群などの胸、腕や肘、手の不調がスマホの普及により一般の人々にも起こりうるようになりました。

私は長年にわたり全国津々浦々、大手企業や健康保険組合において生活習慣病や健康経営など心と体の講演活動や健康コンテンツの企画に携わり、健康増進施策、保全予防対策に取り組んでいます。また、ココロとカラダをデザインする〝ヒューマンアーティスト〟として、運動、栄養、休養のトータルをサポートする活動をしています。クライアントには、企業の経営者、ドームツアーを行うトップミュージシャン、惜しまれながら引退した唯一無二の歌姫、世界的な賞を受賞する菓子職人、トップアスリート、モデルなど、さまざまなジャンルの最前線で活躍するクリエイターと年間契約をしてサポートしています。またハワイにおいても「GETTAMANに逢えると幸せが訪れる」というフレーズをいただき、ハワイのテレビやラジオ、雑誌を通じて健康のコンテンツを提供しています。

本書では、心と体の両面からスマホを上手に使い続けるために必要な〝健康の秘訣〟について、私がこれまで生きて培ってきた独自のメソッドをご紹介します。

屋久島からNTTへ

私は鹿児島県、屋久島で生まれ育ちました。世界自然遺産にも登録された、海、山、森、川の美しい大自然のなかで、四季折々、傷だらけになりながら、時に死にそうになったこともありましたが、夢中になって遊んでいました。学業や部活動に熱中することはなく、いわば自然の中に引きこもっているような日々でした。唯一自分に課したのは、毎日、人里離れた農道において、雨にも負けず、風にも負けず、トレーニングを日課にしていたことぐらいです。空から鳥の目で俯瞰して世界を眺め、大地から虫の目で物事を覗き込んで感受性を磨かないと、いくら知識を詰め込んでも意味がないことを、この多感な時期に学んだと思います。屋久島の自然への畏怖と尊敬の念を持ちながら高校を卒業するまで過ごし、何事にも挫けない精神力と人並みはずれた基礎体力を身につけたような気がします。屋久杉の年輪を眺めると、自分も同じように育ったんだなと実感します。

大学卒業後、当時、就職先の人気ナンバーワンだった民営化一年目のNTTに奇跡的に入社して13年間お世話になりました。鹿児島県の事業所に配属されて営業を経験しました。楽しくて楽しくて、水を得た魚のように働き、あれよあれよという間に九州でトップセールスマンになりました。そして私の人生において最大の転機が訪れます。25歳の時に、九州で「数学」が一番できる人材という触れ込みで東京のNTT本社に急遽転勤することになりました。公的年金の一元化に向けて、数学のエキスパートの年金数理人というポストを初めて養成するためでした。しかも労働部という、その部署の部長になるとNTTの社長、会長と昇進していくような出世コースです。

残念ながらというか、案の定というか、すぐに落ちこぼれました。せっかく東京に来たのに、九州に戻されるのかと、無力感にさいなまれ途方にくれている時に、地下の社員食堂の横の売店にあった雑誌がふと目に留まりました。パラパラ眺めると、「鉄人」「トライアスロン」という言葉が目に入りました。その響きに魅せられて、さっそく大会にエントリーしてみました。トライアスロンは、泳いで、漕いで、走ってとまるで、屋久島の自然の中で遊んでいるような感覚になりました。気がつくと当時CMにも登場していたトッププロトライアスリートを最後の競技場で捉えてまさかの優勝となり、自分でも驚きました。屋久島で培った身体能力を公の場で初めて発揮したような気がしました。その後、トライアスロンの国際大会に本格的に参戦するようになり、入賞もするようになりました。

こうしてNTTの社員から健康という天職への道が拓き始めました。本来ならば、NTT本社の超エリート集団の中で落ちこぼれた以上、元の九州に戻されるところですが、心ある方々が人事に動いてくださり、出向という形で東京にあるNTTグループのフィットネスクラブ支配人として配属されることになりました。とはいえ、「数学」の年金数理人からいきなり「健康」のフィットネスクラブ支配人ですから、またしても途方にくれましたが、支配人室に泊まり込み無我夢中で結果を出すべく取り組み、4年間で売上高を8倍にして社員の待遇を改善しました。

GETTAMANという名前はこの時期に生まれました。NTTに勤務しながら、トライアスリートとして活動していた頃、毎年12月に開催されるハワイのホノルルマラソンに出場するツアー参加者のアドバイザーを依頼されるようになりました。1996年の大会に参加した際には、現地の主催者から頼まれて、「羽織・袴・高下駄」というジャパニーズスタイルで走ることになります。初めての高下駄では、歩くこともままならず、最初は途中棄権するつもりで引き受けました。しかし、高下駄の「カラン、コロン」の音色が響くと、多くのランナーたちがモーゼの十戒の海のように私が走る道を開けてくれるので、走らざるをえない状況になりました。高下駄で擦れた足からは血が流れて白い骨が見えてきました。痛みを我慢するために、「ファイト!」「メリークリスマス!」「グッジョブ!」と各国のランナーたちに逆にエールを送りながら何とか完走。すぐに担架で運ばれました。

翌年、ホノルル空港に着くと自分の姿がポスターになっていました。タイトルは「GETTAMAN」、コピーに「GETTAMANに逢えると幸せが訪れる」とありました。引くに引けなくなって、同じスタイルで25年間走り続けています。毎年、ゴール後、後続のランナーを祝福していると、痛みや疲労に耐えきれずに苦しそうだった表情が晴れやかな笑顔に変わります。目に涙を浮べている人さえいます。人間の欲や見栄、地位、お金などのすべてを手放した、人としての本当に美しい姿がそこにはありました。「これだ！ 自分がやるべき健康のことはすべてここに詰まっている」と確信し、それからホノルルマラソンは私のライフワークになりました。

また、インターネット黎明期には、健康を基本にリアルとサイバーのハイブリッド型の、大手健康保険組合のホームページの制作なども手がけました。また、トライアスロンでの活躍をきっかけに、雑誌などのマスコミの取材を受けるようになり、ランナー向けのサービスやランニング大会のエントリーをインターネットで受け付けるシステムを発案しました。今では300万人の会員数を超える国内最大級のランニングポータルサイトに成長しています。

その後、NTTの構造改革で社員の待遇が一律になったのをきっかけとして、「健康増進事業は専門特化した会社に委託をかけましょう！」「私が会社を設立します！」と提案。もちろん会社からは何度も何度も却下されました。しかし、〝決してあきらめず〟にプレゼンし続けることで、大きな山が動いて独立の許可が下りました。

ＮＴＴでは社会人としての基礎となる、性格、人格、才覚のすべてを学びました。本当に心から感謝しています。独立してから23年以上経過した今でも毎年、健康保険組合、健康経営などの健康増進施策や、講演、イベント、健康コンテンツの提供などさまざまな形で関わらせていただいていることは私の大きな財産になっています。

世界を健康に元気に！

独立後は、講演活動や取材を多く受けるようになり、健康に関する出版の依頼もいただくようになりました。ＮＴＴ情報流通基盤総合研究所のメンタルヘルスカウンセラーとしてストレス本を出版したのをはじめ、多数の出版の機会に恵まれています。長年の講演活動の中で、「肩、背中、腰のどこが一番こっていますか？」とたずねると圧倒的に肩がこっている人が多かったため、肩こりを解消する体操として「ゲッタマン体操」を考案しました。その後、実践した人達から次々に痩せた！という声が多く届くようになり、調べてみると肩甲骨《けんこうこつ》のまわりには脂肪を燃焼する褐色脂肪細胞があることがわかりました。テレビで肩甲骨を動かす「ゲッタマン体操」を紹介する機会にも恵まれて、当時はまだ知られていなかった〝肩甲骨〟というワードが健康の新常識となりました。

コロナ禍においては、〝脳〟〝内臓力〟〝免疫力〟の三位一体を提唱して3冊のシリーズ本を、ももいろクローバーZさんとのコラボで出版しました。〝内臓力〟をテーマに「世界一受けたい授業」（日本テレビ）の特番「日本に迫る危機スペシャル」（2021年）に出演し、世界中が新型コロナウイルスに脅えるなかで、台湾のデジタル担当大臣のオードリー・タン氏と並んで健康の代表として選出していただき何とか役目を担うことができました。それをきっかけに、〝内臓力〟が香港や台湾のテレビでも特集されるなどアジア諸国でも注目されるようになりました。このようにして健康の出版を重ねて著書は現在累計80万部を突破しています。

さて、本書『スマホゲッタマン体操』は、全世界においてスマホを利用する人の数が増加し、スマホ症候群によって心と体の不調を抱えている人が急増している現状に危惧を覚え、刊行することにしました。スマホがもたらす症状は、もともと宮大工や音楽家、料理人といった特定の職業の人に多く見られました。私は、長年にわたりあらゆるジャンルのトップシーンの方々をサポートしてきましたので、こうした悩みや症状を、予防、改善するために開発した独自のメソッドを初公開することにしました。

〝世界を健康に元気に〟をテーマに、100年、200年、国境を超えて老若男女、そしてさまざまな業種の方々の傍らに、大勢の人々に愛される本をつくりたくて、たくさんの思いを込めました。少しでも皆様の健康づくりのお役に立てることができれば本当に幸せです。

もくじ

SP GETTAMAN 02

スマホが引き起こすストレス

SP GETTAMAN 03

スマホ症候群を克服する食生活

Part 2

スマホゲッタマン体操

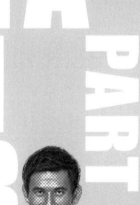

Part 1

その体調不良、スマホ症候群かも？

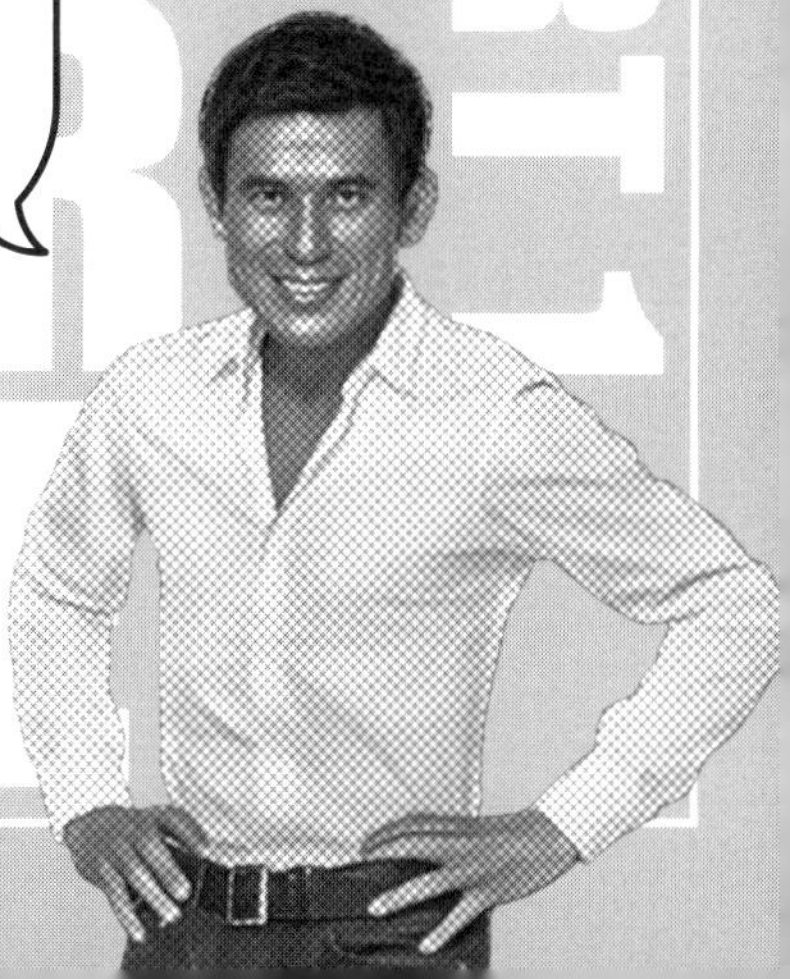

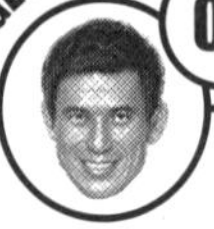

スマホの常習がもたらす、肩こり・腰痛・めぐりの悪さ

1≫現代人とスマートフォン症候群

日常生活に欠かせない便利なスマホですが、長時間使用によって、心と体にさまざまな影響を及ぼすことがわかってきました。常にスマホがないと不安になったり、スマホを使用できない状況が続くとイライラしたり、落ち着きがなくなったり。また、うつむいた姿勢でスマホを長時間使用していると、首こり、肩こり、手足のしびれやむくみなどの症状が引き起こされます。

長時間スマホを使用することが原因で起こる体の痛みやこり、眼精疲労、ドライアイ、腱鞘炎《けんしょうえん》、不定愁訴《ふていしゅうそ》、メンタルの問題といった各症状を総称して「スマートフォン症候群」と呼びます。また、ディスプレイを見続けることで起こる頭痛、眼精疲労、肩こり、腰痛、不眠などの心身の不調を「ＶＤＴ症候群」(Visual Display Terminal Syndrome)

といい、スマホの使用でも症状が生じます。

スマホを過剰利用すると、物事を考えたり、自分の行動をコントロールしたりする、脳の「前頭前野」という場所の血流量が下がり、働きが鈍くなって、脳が蝕《むし》ばまれている可能性があります。これはスマホによる「脳過労」「認知機能の低下」とも呼ばれています。「脳過労」になると認知症やうつに近い症状が出ることもあります。

人間の脳の情報処理には三つの段階があります。

①インプット（情報を入れる）

②整理（デフォルト・モード・ネットワーク）

③アウトプット（話すなど）

スマホを使い過ぎると、脳は一度に大量の映像や情報を処理できずに「情報の整理」が行われないため、交通渋滞を起こして情報を整理整頓できなくなるのです。

そもそも人間は、複数の作業を同時進行、同時並行で進めることが苦手です。とくにスマホはマルチタスクになりやすく、脳が疲弊しやすくなります。限られた脳のリソースを有効に活用するためには、できるだけマルチタスクを避けることが大切です。色々な仕事を同時に進めるとタスクの切り替え時にアイドリングタイムが生まれて、価値判断や意思決定する場所の前頭前野が疲弊し脳のメモリー機能がいっぱいになりがちです。切り替えが頻繁に行われると脳内にストレスホルモンであるコルチゾールが溜まっていきます。すると、物覚えが悪くなり単純ミスが増えます。感情を抑えられずに怒りっぽくなったりもします。

スマホを長時間使用するほど就寝時刻が遅くなり、寝る直前までスマホと接触する頻度が高い人ほど朝起きるのがつらいと感じることが多いといわれています。睡眠不足は精神面へも悪影響を与えます。就寝時刻が遅いほど、自己肯定感が低いという相関関係も報告されています。生活必需品であるスマホを健康的に使い続けるためにも、心と体に負担をかけない工夫が必要です。

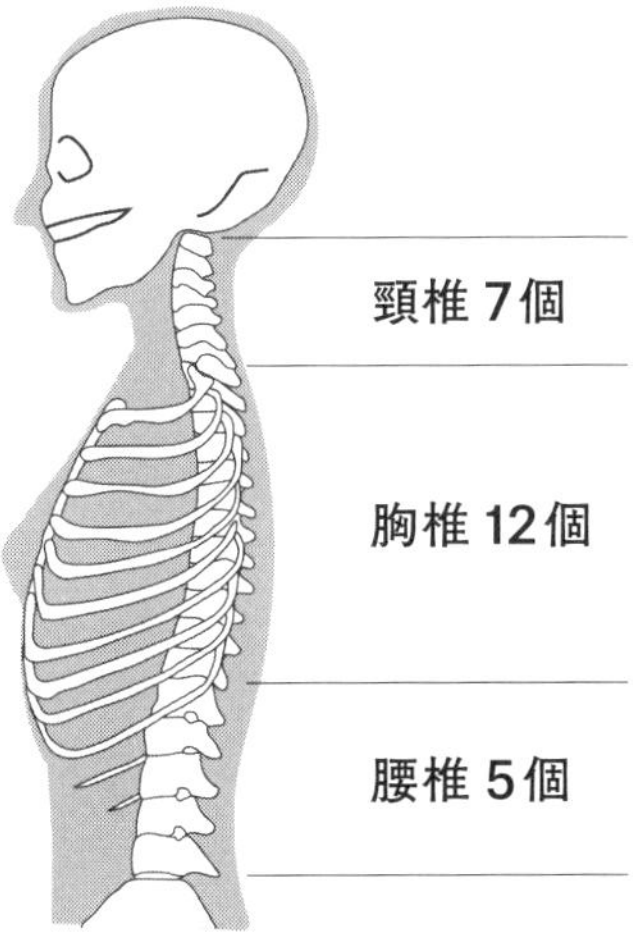

7個の頸椎が脳や神経を守る重要な役割を果たしている

2≫ 頸椎のずれが引き起こす諸症状

現代人は日常的にスマホやパソコンを使用することにより、うつむきの姿勢や前傾の姿勢が多くなります。

人の体の支柱をなす脊椎のうち、最上部にあたる首の部分の7個の脊椎骨《せきついこつ》（頸椎《けいつい》）はとても重要で、これは脳や神経を守る役割を果たしています。

頭を下にする姿勢を続けていると後ろの伸筋群《しんきんぐん》が伸びた状態になり、首を支える筋肉のバランスがくずれてしまいます。姿勢の悪さから頸椎の前弯《ぜんわん》カーブが失われやすいのが現状です。頸椎に過剰な負荷がかかると、大切な頸椎のカーブのラインが失わ

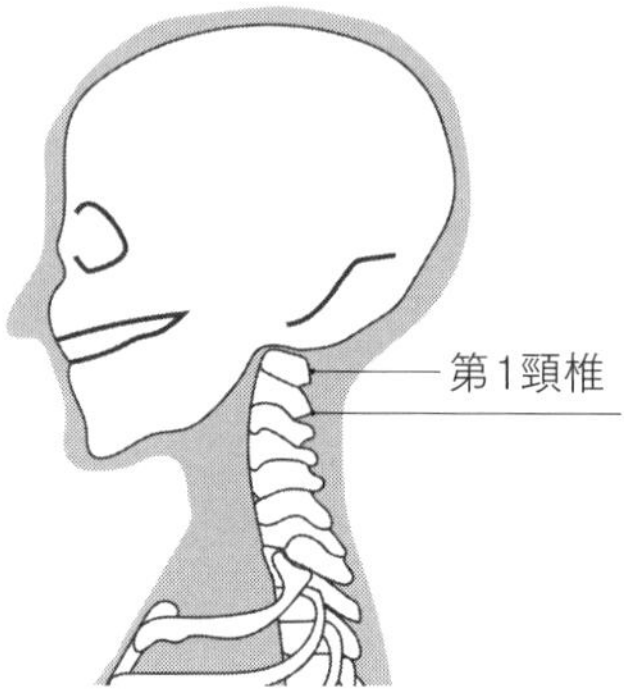

頸椎の上部分、第1頸椎と第2頸椎の
あいだには椎間板がない

れてしまいます。直立姿勢に比べて頭がほんの2cm前方に出るだけで、頸椎には2倍の負荷がかかるのです。成人の頭の重さは約4～6kg程度なので、2倍の約8～12kgの負担です。頭が前方に4cm出ると、負荷はなんと5倍にも跳ね上がり約20～30kgもの重量が頸椎にかかることになります。頭の重みと重力により、頸椎の骨と骨のあいだが狭まり固まったような状態になると、頸椎の動きに制限が出てきます。周囲にある血管や神経にも支障をきたします。スマホを見るときの前傾姿勢が慢性化すると椎間《ついかん》板《ばん》が変形して神経系を圧迫します。首、肩、腕は極めて近い密接な位置関係にあり、組織的につながっています。良くない状態を

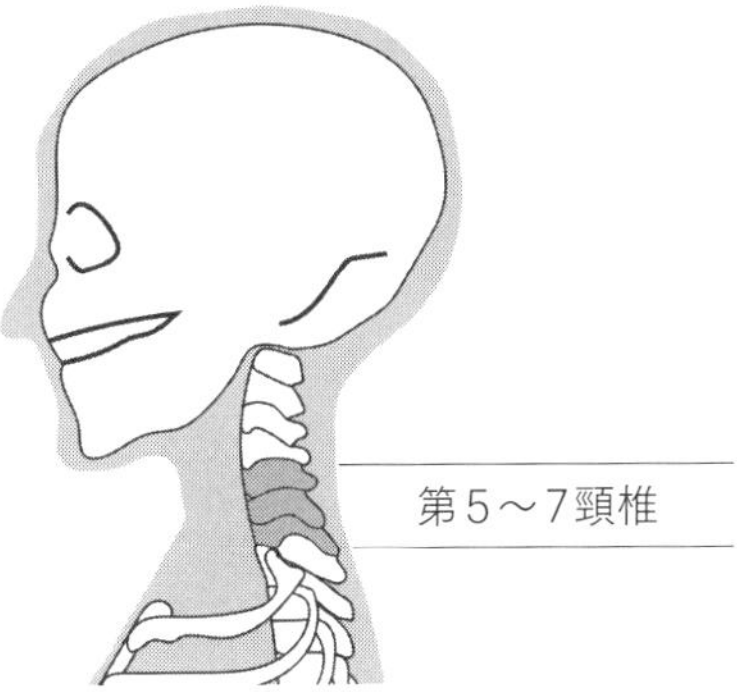

頸椎椎間板ヘルニアの多くは第5〜7頸椎で発症する

放置していると、こり、はり、痛みの負の連鎖がどんどん広がります。

頸椎の上部分、第1頸椎と第2頸椎は頸部の回旋《かいせん》運動を担っています。私たちが首を振ることができるのは、この頸椎のおかげです。二つはそれぞれ特殊なかたちをしており、二つのあいだには椎間板がありません。

頸椎の下部分、第3頸椎から第7頸椎は前屈や後屈運動を担っています。第3頸椎から下が変形すると、こりや痛みの原因になります。「頸椎椎間板ヘルニア」は頸椎の下部分の第5頸椎、第6頸椎、第7頸椎で発症することがほとんどです。頸椎脊髄への圧迫が続くことで、頸椎の椎体《ついたい》と椎体の

頸椎のずれから引き起こされる重大な諸症状

症状	内容
頸椎症（頸部脊椎症）	椎間板などの頸椎構造に変性が生じ、頸椎を通る神経が圧迫されることでさまざまな症状が引き起こされる病気。軽度なものから、日常生活が困難なほどのしびれや痛みが現れるものもあります。
頸椎椎間板ヘルニア	頸椎椎間板とは、頸椎の骨と骨のあいだにあるクッションの役割をしている軟骨。主に加齢変化により、弾力がなくなり、周囲にある靭帯にもゆるみが出て椎間板が飛び出てしまい、脊髄や神経根を圧迫して、頸部の痛みや上腕〜手のしびれなどが起こる状態です。悪い姿勢を続けることでも発症します。
頸髄症（頸椎症性脊髄症）	首の骨の変形などにより、首の痛み、手足のしびれなどが現れます。手足の麻痺、歩行障害、膀胱・直腸障害などの重い症状をきたす場合があります。リウマチ、頸椎椎間板ヘルニア、後縦靭帯骨化症なども原因になります。

あいだに存在する椎間板から背中側に髄核が飛び出して、神経根や脊髄を刺激して痛みやしびれを引き起こすのです。首、肩、背中まわり、そして、腕や手にも痛みやしびれが及ぶようになります。つらさは段々と厳しくなり、ピリピリした感じから、ビリビリと響く、やけどをしたときのような灼熱感を覚えるなど、重度のしびれに悩まされます。最終的に脊髄が圧迫されることで「頸髄症《けいずいしょう》」になり、腕や手の運動障害やしびれなどの知覚機能障害がいっそうひどくなります。とくにしびれは、上半身だけでなく脚にまで影響を及ぼします。排尿障害や歩行障害まで現れてきます。

諸症状のきっかけは、①頸椎周辺の骨、筋肉、関節の異常から始まり進行するもの、②その他の部位や筋肉、関節の異常から始まり進行するもの(胸郭出口症候群)があります。どのような症状なのかを見極めて、最適に対応することが必要です。

3》あなたをピンチに陥れるスマホ首

現代人は普通に生活しているだけで、頸椎のゆるやかな前弯カーブが失われやすい状況です。猫背などの姿勢の悪さにより頸椎のカーブが失われて筋肉に負荷がかかると、こりが慢性化します。最初の症状は首や肩の筋肉痛です。首の動きが制限されて痛みが悪化します。さらに、首に過剰な負荷がかかる生活を続けていくと、頸椎の異常が筋肉レベルで現れます。これがスマホ首（ストレートネック）です。スマホ首になると頸椎のクッション機能が大幅に低下して首周辺の負担が大きくなります。姿勢の悪さ、こり、はり、痛みが大きくなり、肩こり、腰痛にも大きな影響を及ぼすようになります。

頸椎の上の方にある脊髄は、圧迫されると、頭痛、めまい、吐き気、耳鳴り、不定愁訴、気分の憂鬱、自律神経失調症などの不調が現れます。頸椎の下の方の脊髄まで圧迫されると、首や肩の痛みの悪化、首の可動域まで制限されます。手や指先のしびれも現れやすくなり、どんどん深刻化します。

スマホ首で頭が前方に位置するようになると、鎖骨が壁のように立ちはだかるため、この一帯への圧迫が強まります。第5頸椎、第6頸椎、第7頸椎と付着するようにある関節、第1肋椎《ろくつい》関節も周囲からのプレッシャーが増大して隙間が狭くなります。この頸椎の下や第1肋椎関節あたりには神経や血管が密集しています。そのため、日常的に痛みやしびれが強くなります。肋椎関節は背骨と肋骨をつなげるジョイント部分です。この肋椎関節が硬くなると、脊柱起立筋《せきちゅうきりつきん》や多裂筋《たれつきん》など背骨を支えている筋肉の動きが衰えてきます。また、呼吸も浅くなります。さらにスマホ首は、顎《がく》関節症や緊張性頭痛、シワや二重あごなどの原因にもなります。

反対に、姿勢を正せばフェイスライン、デコルテラインがスッキリしてきます。首まわりの血流やリンパの流れが良くなり、クマやくすみも解消されて、はりとツヤが生まれ美肌へのアンチエイジングケアへとつながります。

スマホ首を予防する姿勢としては、①あごをひく、②胸を張って両肩を開く、③体重の70%を後ろにかける、④横から見て、頭、肩、お尻、かかとを一直線にする、などです（頭が前に出ている場合はスマホ首の可能性があります）。

スマホ首にならないポイントは、次のとおりです。

①スマホをうつむかない程度の高さに調整して使用する
②パソコンのモニターの位置は、目線がやや下になるように机や椅子の高さを調整する
③常に猫背にならないように気をつける

スマホ首によって引き起こされる主な諸症状

症状	内容
顎関節症	口が開かない、あごに痛みがある、口の開閉時に音が鳴るなどの症状。大きな原因の一つは頸椎の問題、スマホ首との関連。マウスピースのようなスプリントと呼ばれる器具を入れて噛みしめを防いだり、咀嚼筋のストレッチやマッサージ、歯を削って噛み合わせを調整したりと多様な治療が行われます。
緊張性頭痛	同じ姿勢を長時間続けたことなどにより、頭、首、肩のまわりの筋肉が緊張し、血流が悪くなることで痛みが起こる頭痛。
シワ、二重あご	スマホ首やうつむきの姿勢で首を前に出していると、脊柱起立筋、肩甲挙筋、首の後ろにある筋肉ばかりが使われて過緊張状態になります。首の前の筋肉である、広頸筋や胸鎖乳突筋などが使えなくなり、ゆるんできてしまいます。こうして劣化した筋肉が下がっていくと、二重あごや首のシワに現れます。

④スマホやパソコンを長時間使用する場合は、30分に1回は軽いストレッチや深呼吸で姿勢を正してリフレッシュする
⑤スマホやパソコンを暗い場所で使用しない（ベッドにスマホを持ち込む人も多いと思いますが、スマホ首はもちろん眼精疲労や自律神経の乱れにもつながるので控えましょう）

頸椎を正常な状態に矯正すると、他の関節も本来の機能を果たすようになります。関節は動くタイプの可動関節と動かないタイプの不動関節に大別されます。可動関節は全身で歯車のように連携しています。頸椎、胸椎《きょうつい》、腰椎《ようつい》、仙腸《せんちょう》関節、股《こ》関節、膝《ひざ》関節、足首と全身の関節が上手く機能するようになります。

スマホ首の特徴は、頭と首が前方に突き出て、つられて胸や肩も前に出てくることです。スマホ首が起こっている背骨のカーブの頂点は肩甲骨《けんこうこつ》にあります。なにも対処しないと背中がどんどん丸まって猫背が進行します。猫背になると、胸椎周辺からも肋間《ろっかん》神経痛などの痛みから胸郭出口《きょうかくでぐち》症候群になっていきます。

首の健康は、全身の筋肉と肩甲骨周辺の筋肉を鍛えることで維持できます。

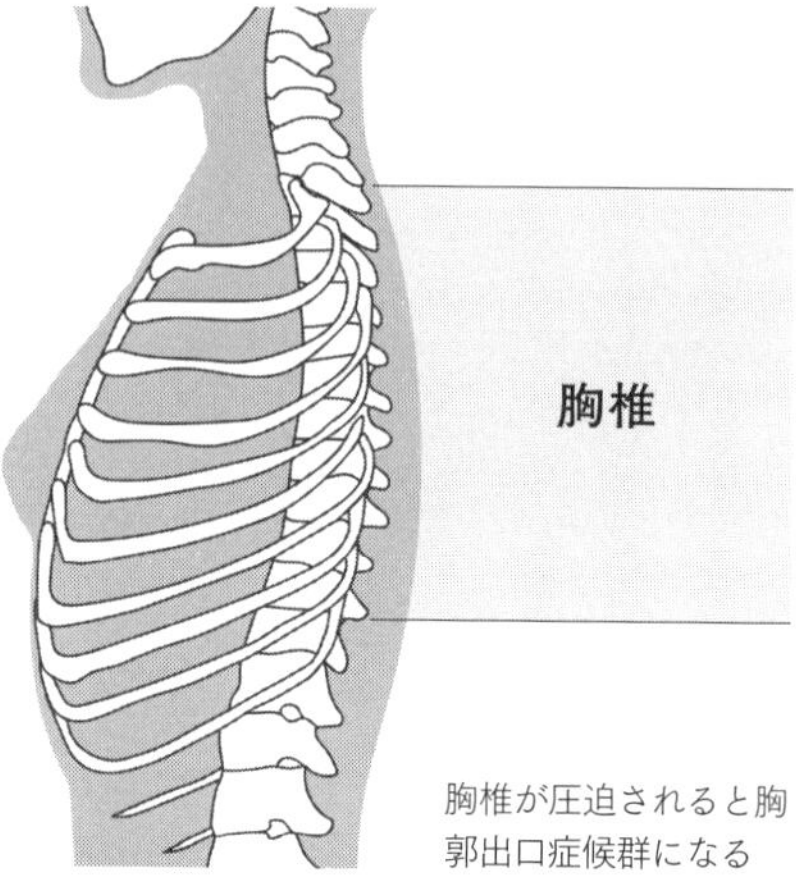

胸椎が圧迫されると胸郭出口症候群になる

4 ≫ 胸郭出口症候群とは

上腕や肩へ負担のかかる運動で神経や血管が障害を受けることにより、肩、腕、手の部位にしびれや痛みなどの症状が現れる状態を「胸郭出口症候群」といいます。胸郭出口症候群は鎖骨と第1肋骨のあいだのスペースが狭まり、そこを通る神経や血管が圧迫されることで不快な症状が引き起こされます。肩から腕、手にそってしびれが発生します。

首が前にたおれると鎖骨周辺に体の重心がかかります。鎖骨の下には胸椎の1番があるため、胸椎が圧迫されて胸郭出口症候群になるのです。

肘部管症候群の関係部位

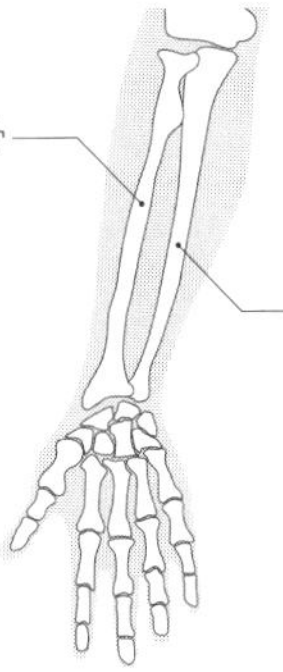

スマホの使いすぎで尺骨神経が圧迫されるとしびれが出ることも

5》肘部管症候群とは

肘の肘部管《ちゅうぶかん》において尺骨《しゃっこつ》神経が圧迫されるなどの障害を受けることで細かい手の動きができなくなったり、しびれが出る病気を「肘部管症候群」といいます。肘部管とは肘の内側にあり、肘の動きに応じて動くトンネル状の組織のことで、狭いスペースの中には神経（尺骨神経）が通っています。

肘部管に振動や圧迫が加わると神経が刺激されます。以前は大工さんのような仕事などで長年にわたり腕を使ってきた人に現れやすい症状でしたが、最近では、スマホやパソコンなどを長時間使用する人にも肘や手、指のしびれが現れます。

手根管症候群の関係部位

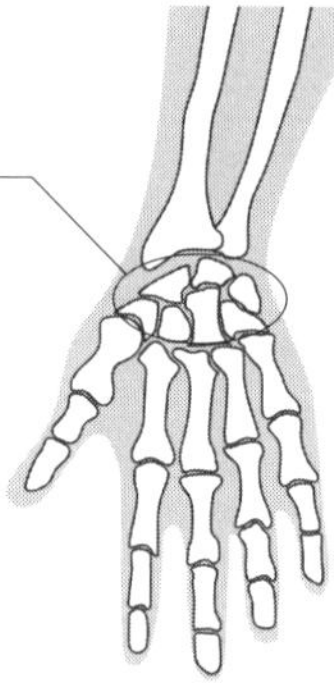
手根管
手根管の神経が圧迫されるとしびれが出やすい

6 ≫ 手根管症候群とは

手首にある手根管《しゅこんかん》で神経が圧迫されて、しびれや手の使いにくさが起こる病気を「手根管症候群」といいます。手首と手のひら側にも、手根管というトンネル状の組織がありトンネル内部には神経が走っています。この神経が圧迫され、親指、人さし指、中指、手のひらに痛みやしびれが出たり、握力が低下したりするのです。

7 ≫ 肩こりのメカニズム

スマホやパソコンを日常的に使用する現代人の多くは、姿勢が悪いために背骨のS字の弯曲がストレートになってしまいます。

肩甲骨は外転、内転という形で動きます。拳を握って前へ出すと肩甲骨が開きます。拳を握って脇をしめて引きつけると肩甲骨が閉じます。肩周辺の筋肉疲労が蓄積すると、こりやはりを感じます。なるべく肩甲骨周辺の筋肉を上手く動かすことが肩こりの防止にもつながります。

肩関節の良好な動きは、肩甲骨がスムーズに動くことで可能になります。四十肩、五十肩は、肩関節の関節包内での炎症や、骨、筋、腱、靭帯の異常な癒着が起こり、動かしづらくなることで起こると考えられています。頭や首が前方に突き出るスマホ首になると両肩も前に出て、肩周辺の筋肉が引っ張られて緊張し続ける状態になり、肩関節の動きが悪くなって四十肩、五十肩の悪化を促します。肩関節の激しい痛みが数日間続く急性期には肩を動かせません。このときは、肩関節に付着する棘下筋《きょくかきん》、小円筋《しょうえんきん》などの筋肉に炎症が発生していますので、抗炎症作用がある冷湿布をして安静にしましょう。激痛が落ち着き、夜中に肩がジンジンするぐらいの慢性期になったら、入浴などで肩や体を温めましょう。肩は髪の毛1本分の筋繊維が何万本も束になっています。癒着するとねじり状態になりますので、ストレッチで「ほぐす」ことを意識するとよいでしょう。

8≫スマホによる猫背で褐色脂肪細胞がどんどん退化

スマホやパソコンの使いすぎで猫背になると、肩甲骨周辺筋群に唯一点在している褐色《かっしょく》脂肪細胞が活性化しなくなります。

白色脂肪細胞は脂肪を溜め込む貯蔵庫。対して、褐色脂肪細胞は溜め込んだ脂肪を燃焼させる役割をもちます。赤ちゃんはお母さんの体の中でぬくぬくと約37度の体温に包み込まれていますが、誕生するといきなり外気の気温にさらされます。このとき、自分の体温が一気に下がらないよう褐色脂肪細胞を活性化して体温を維持します。取り巻いている脂肪を分解するのです。ただし、その役割は成長するにつれて筋肉に移行し、どんどん衰えていきます。

褐色脂肪細胞は赤ちゃんの時期が100％とすると、20才では60％、40才では20％に減少していくといわれています。大人の場合、たとえば極寒の中で遭難した場合には生命維持のために褐色脂肪細胞が活発に機能します。日常生活において褐色脂肪細胞を活性化するためには、20度以下の部屋に薄着で1～2時間程度いるなどの寒冷刺激を続ける必要があります。温水と冷水を交互にかける「コントラストシャワー」で寒暖の刺激を与えるのも効果があります。

寒さ対策として白色脂肪細胞の脂を燃やすのが元々の働きだとすれば、褐色脂肪細胞という「ヒーター」のスイッチを入れるのは脳の視床《ししょう》下部です。それを利用して褐色脂肪細胞を活性化させることが大切です。

脳幹の体温調節中枢、温度受容体を刺激する物質は唐辛子などに含まれているカプサイシンです。唐辛子を食べるとカーッとするのは熱放散の仕組みも関係しているのですが、加えて褐色脂肪細胞も活性化しています。実際にカプサイシンを摂り続けると褐色脂肪細胞が活性化され続けて、体脂肪は減るということが証明されています。

褐色脂肪細胞を増やすには植物食品成分で脳幹の温度受容体を刺激することが有効です。メントールやペパーミント、スペアミント、オレガノ、タイムなどのハーブ成分で寒冷刺激を与えると活性化することが知られています。

9≫腰痛が起こる原因

①日常生活の変化による現代病

スマホ首や猫背などの前傾姿勢を慢性的に続けていると、本来の正しい歩き方ができなくなり腰痛を引き起こす可能性があります。また、現代の靴やピンヒールにより、足の裏の足底筋群を上手く使えない人が増えています。足の裏には、①かかとから小指にかけての「外側縦アーチ」、②かかとから親指に向けての「内側縦アーチ」、③小指から親指にかけての「横アーチ」があります。姿勢が悪く横アーチにばかり体重がかかって深刻化してくると、筋肉の使い方のバランスが悪くなりＯ脚になっていきます。骨盤が前傾姿勢になってくると腰関節に負担がきます。股関節周辺の筋肉が硬くなり腰痛の原因ともなります。

大腿骨《だいたいこつ》から膝の下にかけては骨が２本あります。内側の骨を脛骨《けいこつ》、外側の骨を腓骨《ひこつ》といいます。大腿骨頭の中心から大腿骨軸と脛骨軸の角度が、正常な美脚は１７４度

脚部の骨

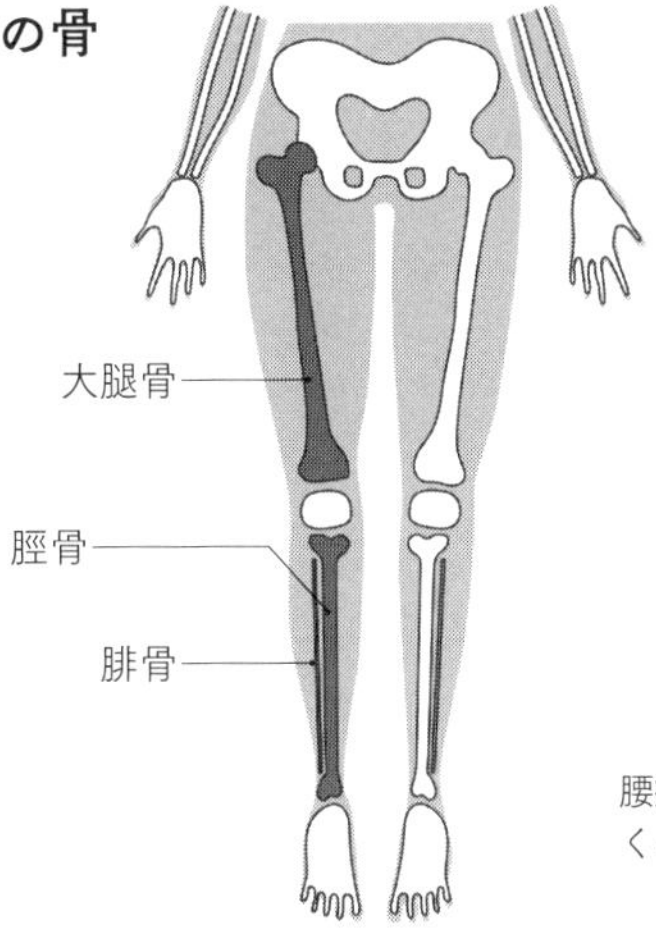

腰痛にも関係してくる脚の骨

です。O脚は180度以上、X脚は165度以下になります。足の裏には、歩くときで体重の3倍、走るときで体重の5倍、負担がかかります。

背骨は頸椎、胸椎、腰椎からなり脊柱と呼ばれています、椎骨と呼ばれる骨と、クッションの役割を果たす椎間板からなります。その周囲を靭帯《じんたい》が固定しています。

姿勢の良い人は背骨がS字のカーブを描き、椎骨と椎間板がバランス良く積み重なっています。姿勢の悪い人はS字のカーブがくずれて椎間板に偏り、力がかかって飛び出てきます。この椎間板の変性こそが腰痛の主な原因です。ギックリ腰や椎間板ヘルニアの原因がまさにこれです。首から腰にかけて背骨の両側を通る脊柱起立筋（腸肋筋《ちょうろくきん》、最長筋《さいちょうきん》、棘筋《きょくきん》）の左右どちらかが短くなり、過緊張状態になると筋肉が酸欠状態となって、筋肉に疲労物質が蓄積されて腰痛が出るようになります。それを周囲の筋肉が補おうとすると、さらに疲労物質が広がり……という悪循環に陥ってしまうのです。背筋の過緊張状態を持続的にリラックスさせることが重要です。

②姿勢

スマホやパソコンの使用による悪い姿勢や、長時間のデスクワーク、掃除、農作業などの前屈みの姿勢で背筋が過緊張状態となると、疲労が蓄積して腰痛になりやすくなります。

日頃から同じ姿勢でスマホを使用することや、うつ伏せの状態で上半身だけを起こしてスマホを見るなど、日常の何気ない行動が腰痛を引き起こす場合もあるので注意が必要です。また、重いものを前屈みで持ち上げる動作にはリスクが潜んでいます。20kgの荷物を床から前屈みで持ち上げると椎間板を押しつぶす力はなんと340kgを超えるといわれています。脚を閉じた状態で荷物を一気に持ち上げるとギックリ腰になりやすくなります。なるべく足は開いた状態で、どちらかの足を前に出した体勢で持ち上げると上手く支えることができます。

椎間板は20代男性で600kg、女性で440kgの重さの力まで耐えられますが、60代を超えるとほぼ3分の1になるといわれています。

私は故郷の屋久島にて、長年にわたり島民ケアをしていますが、何十年も農作業をしていたお爺ちゃんお婆ちゃんの背骨が、円背《えんぱい》と呼ばれる過度な猫背状態になっています。円背は骨粗しょう症による脊柱の変形、脊椎圧迫骨折、体幹の筋力低下によって生じます。筋肉と靭帯によって支えられている背骨は、背中が曲がった悪い姿勢を長年続けていると、靭帯が伸ばされて元に戻りにくくなります。若いときから日常的に姿勢が悪いと、高齢になったときに円背になりやすくなります。

重いもののみならず、ベッドからの起き上がり、車の乗り降りでも腰痛になる場合があり、年齢とともに治癒力が低下して治りにくくなります。腰痛が起こると痛みを補うために体を傾け、体のバランスを取るために膝に負担がかかります。逆に膝痛もちの人は、前屈みの姿勢により背筋が過緊張状態になり椎間板を押しつぶして腰痛になります。猫背にならないことが大切です。

立つとき、座るときに意識したい姿勢

立つ／座る	ポイント
立ち姿勢	前屈み動作のときは作業台や洗面台の前に高さ10cm程度の踏み台を置きます。その台に片足をのせて、骨盤を少しだけ突き出して猫背にならないように意識すれば、骨盤を中心に体をラクに前へたおせます。長時間の作業の場合は足をときどき入れ替えましょう。
座る姿勢	座る姿勢は立ち姿勢よりも骨盤が後ろにたおれやすく猫背になりやすいので腰への負担が大きくなります。猫背は常に背筋を使うため、腰痛の痛みがじわじわ蓄積されていきます。お尻の下に厚手のタオルを敷いて高さを少しつけるだけで、骨盤が後ろにたおれるのを防ぎやすくなります。また、椅子の背もたれにタオルをあてると猫背防止になります。 お勧めは椅子本体の腰部分に腰を支えるランバーサポートがついている椅子です。また、靴下を履くときは椅子の背もたれに背中をきちんとつけた状態で着用すると腰の負担を軽減できます。 腰痛を発症すると、筋肉の血流や脳からの髄液の流れが悪くなり、背骨の並びが悪くなります。安静にしているより、できるだけポジティブシンキングで可能な範囲で体を動かすことが大切です。 なお、腰痛の改善には、骨盤まわりの筋肉をゆるめる、股関節のローテーションがお勧めです。

③ストレス

怪我や痛みの情報は、脳の二つの場所で処理されます。

①大脳皮質(体性感覚野)――体のどの部分にどんな質の痛みがあるのかという情報を処理

②扁桃体《へんとうたい》――恐怖や嫌悪感を察知

扁桃体が痛みを感じるとストレスが増幅し、ネガティブな気持ちになります。すると、扁桃体がますます過剰な興奮をもたらして痛みに過敏な状態をつくり脳内で痛みを持続させます。これを防ぐには、楽観的な気持ちになって扁桃体を無駄に興奮させないことです。痛みはネガティブ思考な人ほど溜まりやすく、楽観的でポジティブ思考な人ほど溜まりにくいのです。

人間の体は本来、脳が正常に機能していれば、体が傷ついたときなどに痛みを抑えるベータエンドロフィンなどの物質が分泌されて痛みを抑える仕組みが働きます。しかし、ストレスを抱えているとこれが上手く機能しません。脳がストレスにさらされていると、痛みを過敏に感じやすくなり、腰痛を感じる期間も長引いてしまいます。姿勢がやや前屈みになる「うつむく」という単語は、まさにうつになる入り口です。スマホを頻繁に使用する人ほどストレスを抱えてうつ病になりやすくなるのです。

10≫免疫の鍵となるリンパの流れを悪化させるスマホ

スマホ首や猫背など、姿勢の悪さはリンパの流れも悪くします。

人間の免疫システムを構成するリンパ組織は、全身にはりめぐらされているリンパ管とリンパ節、血液やリンパ液を流れるリンパ球、扁桃、胸腺《きょうせん》、脾臓《ひぞう》などによって構成されます。

人間の動脈、静脈、毛細血管の長さは約10万km、地球2周半にも及びます。動脈、静脈の長さは全体のたったの7%、毛細血管の長さはなんと93%です。赤血球が毛細血管に酸素と栄養素を送れなくなると活性酸素が生じます。活性酸素は酸化を生じさせます。酸化して組織に酸素と栄養素が届かなくなると、こり、痛み、疲れ、冷え、あらゆる病気の原因となります。

主要なリンパ節

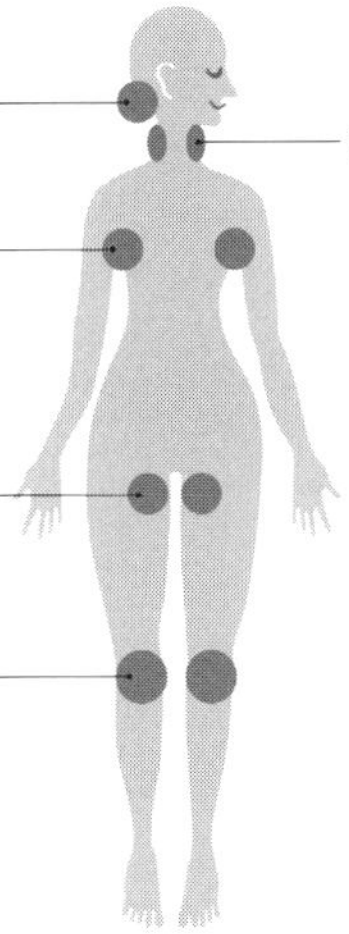

動脈、静脈は30~60秒で体中をめぐります。リンパ液はひとまわりするのに12~24時間もかかります。リンパ管は全身にはりめぐらされ、中を流れるリンパ液は老廃物や毒素などを運んでくれます。

リンパ管が合流している場所がリンパ節です。リンパ節はリンパ液の中を流れてくる老廃物や毒素をろ過する「ゴミ箱」のような働きをします。その数は全身で約600ヵ所。とくに胸から上には全身の半数以上のリンパ節が集まっています。リンパ管は、動脈と違ってポンプの役割をするものがなく滞りやすくなるため、マッサージなどで意識的に流すことが大切です。

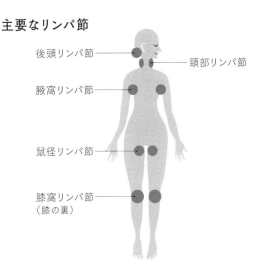

11≫スマホが体液のめぐりを悪くする

スマホやパソコンの使用で日常的に悪い姿勢を続けていると、人間が生きていくうえでもっとも大切なものの一つである「体液」のめぐりが悪くなります。体液は、私たちの体を構成する60兆個の細胞に酸素や栄養を届け、不要な老廃物を引き取り、最終的に汗や尿、便といった形で体外に排出するまでの流れを担います。なかでも「動脈」「静脈」「リンパ液」「脳脊髄液」は、人間の生命活動にとても重要な役割を果たしています。

脳には内頸動脈と椎骨動脈という2種類の大きな動脈が流れ込んでいます。脳の重量は体重のわずか2%ですが、脳が心臓から受けとる血液の量はなんと全体の20%もあり1分間に700㎖にも達します。脳は、血流が正常値の40%以下になると機能が低下して麻痺を起こし、20%以下になると神経細胞死に至ります。また、大量の酸素とエネルギーを使用して活動していますが、エネルギー源はブドウ糖のみで貯蔵ができません。

頭皮の下には頭蓋骨があり、その下には硬膜《こうまく》という硬い膜があります。さらにその

重要な役割を果たす体液

動脈	心臓から新鮮な血液を全身の細胞に送り出し、酸素や栄養を供給します。
静脈	体内の小さい老廃物が流れる水道のようなもの。細胞の代謝によって生じた二酸化炭素や老廃物を回収して運びます。
リンパ液	体内の大きな老廃物が流れる下水道のようなもの。静脈で受けとれない大きなサイズの老廃物、体にとって有害なウイルスや細菌などを引き受けます。
脳脊髄液	豆腐のパックの水のように、脳のまわりにある水のこと。頭蓋骨と脊柱の中にある脳や脊髄を刺激から守って維持します。

下にくも膜、くも膜の下に軟膜《なんまく》があり脳を保護しています。くも膜と軟膜のあいだには衝撃を吸収する「脳脊髄液」が循環していて脳に対するショックをやわらげています。

脳脊髄液は、脳の代謝によって生じた老廃物を排出し循環させる役割を担っています。1日に約500㎖が生産され、3〜4回循環して老廃物を排出しているといわれています。頭蓋骨から仙骨（骨盤の中央に位置し、頭と両腕を支える背骨の土台となる骨）まで、神経の中枢である脊髄を守るように循環して神経への代謝を担っています。姿勢が歪んだりスマホ首になったりすると、こうしたフィルター機能が上手く使えなくなり、偏頭痛や脳血管疾患になりやすくなります。

体液がめぐるリズムを促進することで、体液の流れや神経の伝達を改善し、さまざまな体の不調を解消することができます。

頭皮から脳までの断面構成

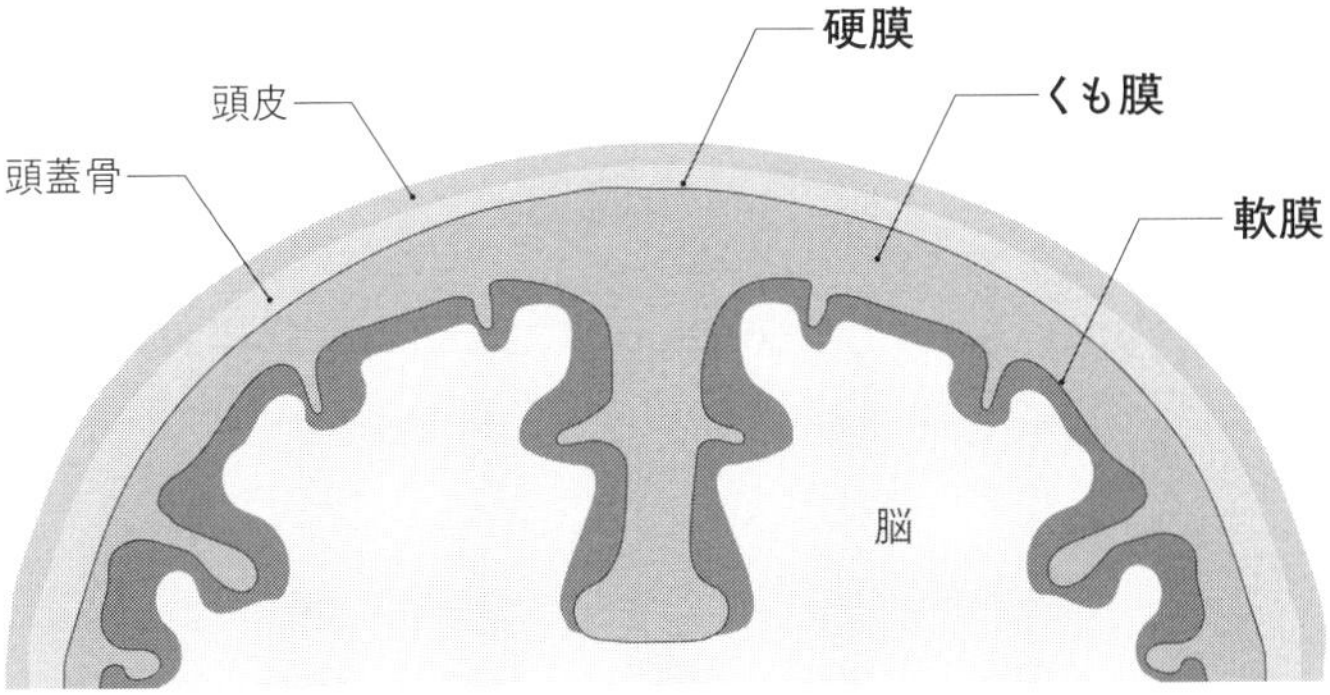

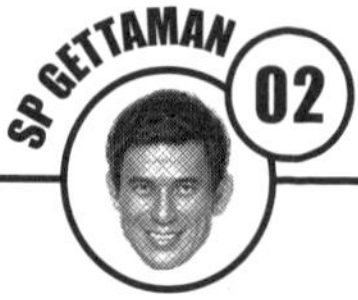

スマホが引き起こすストレス

1≫ スマホによるストレス

現代のように、スマホやパソコンなどを通じて日々出会う情報が膨大になると、つぎつぎと飛び込んでくる情報を吟味・選択・フィルタリングする過程で、脳は知らず知らずのうちに疲弊しています。

ある物体に刺激を加えたとき、その刺激に対する反応をストレスといいます。カナダ人の生理学者、ハンス・セリエ博士が物理学用語から引用しました。

本来、人間は1秒間に30枚の絵を見る能力があります。日常生活や仕事においてスマホやパソコンなどから受けるストレスを感じて、やる気を喪失し、物忘れをしたり、なにもかも上手くいかなくなったりすることは誰にでもありえます。これは、ストレスによって感情をコントロールする部分（扁桃体）が過度に刺激されることにより、認知能力をコントロールする部分（海馬）の働きが弱くなり、物事を上手く考えられなくなってしまうからです。

世界中にある精神科病床約200万床のうち、日本はその6分の1となる約35万床を有しています。また、精神科病床に入院している世界全体の4分の1は日本人といわれています。厚生労働省によると、2019年の自殺者は1万9959人で、1978年に自殺者数の公表を始めて以来、初めて2万人を下回りました。しかし、2022年の自殺者は再び2万人を上回り（2万1881人）、コロナ禍を経て高止まりの状態が続いています。

うつ病は世界中で年間100万人の命を奪う社会問題です。日本でも15人に1人がうつ病になる可能性があり、厚生労働省の発表では1996年に43・3万人だった患者数は2017年に127・6万人まで急増しています。さらにコロナ禍において、国内でうつ病やうつ状態の人の割合は2倍以上に増加したといわれています。

人間の脳は、「脳幹」「大脳辺縁系」「大脳皮質」の三つに分かれます。脳幹は、生命維持にかかわる呼吸、心拍、循環調節、体温調節、ホルモン調節などの重要な働きをするものです。大脳辺縁系は本能や感情にかかわる「扁桃体」や「海馬」などがあるところで、人間も動物も兼ね備えています。大脳皮質は人間がもっとも発達しており、言葉を話したり考えたりするための情報の認知や統合の働きをしています。そこには次の8つの領域が備わっています。

【大脳皮質の機能】

①理解、②記憶、③視覚、④聴覚、⑤思考、⑥運動神経、⑦伝達、⑧感情

ただ、現代人はこの大脳皮質にとらわれ過ぎています。いつでもどこでもスマホやパソコンから情報を簡単に取り込めることで、外に出なくても情報を知識としてため込むことができます。本来は知識が体験を通して化学反応を起こし知恵に変わります。いわば身体を介して発酵させた知恵こそ、生きていくうえで役立つものです。現代人は知識ばかりが先行してこの知恵が低下しています。

大脳皮質が機能しなくなると免疫力が低下します。免疫力は20才がピークで、40才で半減、50才では3分の1になります。現代人は、脳幹の視床下部、摂食中枢、満腹中枢、睡眠中枢、体温調節中枢、体重調節中枢などが乱れやすくなって免疫力が著しく低下しています。

人間はメンタルにおいて五感の刺激を受けます。ストレスが過剰になってくると警告反応が起こります。「警告反応期」から「抵抗期」、最終的には疲弊状態の「疲憊《はい》期（疲弊期）」、そして、慢性疲労状態になります。

【ストレス反応3相期の変化】

過度なスマホ中毒による過剰な五感の刺激↓警告反応期↓抵抗期↓疲憊期（疲弊期）

身体、意識、無意識（潜在能力、メンタル）のバランスが悪くなると、快と不快を行ったり来たりします。快と不快を上手にコントロールすることがとても重要です。

スマホやパソコンなどから受けるストレスを上手にコントロールするには、メンタルをプラスのパフォーマンスに変えることです。身体、意識、無意識（潜在能力、メンタル）を隙間なくつなげて、皆さんが受けるストレスを常にエネルギーに変えることが必要です。

2≫スマホの過剰利用が人間の厳戒システム「扁桃体」を過敏にする

スマホやパソコンから受けるストレスは、交感神経の働きを介して血管を収縮させ、血液やリンパの流れを悪くします。血液やリンパの流れが悪くなると、体内に十分な酸素や栄養素が行き渡らなくなり老廃物が溜まる一方。ホルモンバランスの低下、免疫力の低下、冷え、むくみなど、体にさまざまな悪影響を与えます。

緊張やストレスは、人の脳に備わった厳戒システム「扁桃体」を過敏にします。扁桃体は不安や恐怖の感情に大きくかかわるため、過敏になると「ぼんやりとした不安」を感じることが多くなります。

現在の人類の基礎は約７００万年前につくられ、農耕が始まったのは約2万年前といわれています。逆にいえば、少なく見積もっても約６００万年のあいだは、人類は狩猟をして暮らしていました。人類の心と体は自然の中で獲物を追い、太陽とともに暮らす環境下で最高のパフォーマンスを発揮するように進化してきたのです。

人間の体の警戒システムは、約６００万年にわたる狩猟民族としての生活を通してサバンナで形成されました。遠くから聞こえる猛獣の声、茂みの中、ジャングルへの警戒のみならず、他部族からの不意の襲撃などに対応するため進化してきたシステムです。

サバンナにはない高層ビルや現代のテクノロジー、スマホやパソコンからの大量の情報を前にして、不安や恐怖の感情に大きくかかわる扁桃体は混乱をきたしています。現代人の扁桃体は常にスイッチオンの状態。その結果、集中力は分散して認知機能も大きく低下しています。脳の機能はテクノロジーの発達に追いつけず立ち遅れているのです。

3≫集中できない理由は、慢性的な「炎症」と「不安」

現代人は常に「炎症」と「不安」に覆われています。

炎症とは、有害な外傷、刺激を取り除こうとする免疫システムが働いた結果として生まれるもので、私たちが生きていくうえで欠かせないものです。膝を擦りむくと、そこからジクジクとした痛みとともに液体が染みだし皮膚が赤く腫れあがります。これは体の外で起きる炎症です。対して、アレルギーや皮膚炎など外部から入ってきた異物に免疫システムが過剰に反応する体の内側の炎症もあります。細胞や血管の周辺組織に炎症が起きて長期化すると、やがて全身の機能がトーンダウンしていきます。なんだか調子が悪い、眠れない、眠ったはずなのに疲れがとれないという不調の原因は、ほとんどが慢性的に起こっている体内の炎症といっても過言ではありません。

約2万年前から農耕を始めた人類は、生活が一変します。その日暮らしの狩猟採集生活から定期的に食料が手に入るようになり飢えに苦しむリスクが激減します。農耕によって階層が出現し、長期的な時間感覚もできました。秋から初冬にかけて種を蒔いて初夏に収穫する。このようにして人類は初めて「遠い未来」を思い描けるようになりました。と同時に、不安を解消するために時計やカレンダーを発明しました。

一方、狩猟採集民には階層が生まれませんでした。シェアリングシステムのなかで所有物を公平に分かち合っていました。これが、狩猟採集民の不安が暴走しなかった要因です。狩猟採集民の時間感覚は、あくまでも「いまここ」がメイン。未来の感覚は生まれません。〝永遠のいま〟に集中すれば、〝永遠の未来〟の不安に悩むこともないのです。米シリコンバレーではマインドフルネスの重要性が叫ばれていますが、「いまこの瞬間に集中する」ことが現代人はとても苦手になっているのです。

スマホやパソコンから受けるストレスが多い環境下では、不安といかに向き合うかが重要です。「ぼんやりとした不安」は、身体、とくに脳に炎症を起こします。そして、①記憶力の低下、②理性的な判断の欠如、③心と体の慢性疲弊などを招きます。この負のスパイラルを断ち切ることが大切です。

4 ≫ 感情と考え方のバランスをくずす、スマホの長時間使用

スマホやパソコンの長時間使用は、人間の感情と考え方のバランスをくずれやすくします。感情と考え方は、だいたい三つの部分の刺激において構築されます。最高のパフォーマンスに欠かせない「興奮」「満足」「警戒」の三つです。自然界ではこの三つの感情システムがバランス良く刺激されます。自然の中では特定のシステムが暴走することはありませんが、現代社会では特定の興奮や特定の警戒が暴走しがちです。

人類史上、興奮、満足、警戒のバランスが過剰だったのが古代ローマ帝国です。古代ローマ市民は、莫大な富により食糧や娯楽を国家から無料で与えられて満足し、政治に無関心になりました。「パンとサーカスの都」といわれたゆえんです。快楽の

感情と考え方に影響する3つの刺激

興奮	喜び、歓喜。ポジティブシンキング。 獲物や食糧を探すモチベーションシステム。 ＊ドーパミン（神経伝達物質）
満足	安らぎ、親切心。コミュニティ。 ＊オキシトシン（愛情ホルモン）
警戒	不安、脅威。ネガティブな感情によって外敵や危険から身を守る。 ＊アドレナリン、コルチゾール（ストレスホルモン）

追求はエスカレートします。キジの脳やフラミンゴの舌といった珍味をむさぼり、鳥の羽でのどの奥をくすぐり、嘔吐を繰り返し、食べたものを吐き出してはまた食べました。人口が密集し、伝染病、腸チフス、マラリアが蔓延します。夏場は大量の死体が転がり、死の季節といわれていました。

現代社会においては、自然の中で過ごす時間を意識的につくることで、人間本来の興奮、満足、警戒の三つの刺激のバランスを整えることができます。スマホやパソコンを使用しない「ＩＴデトックス」の時間をつくり感情と考え方を手放すことでも心のバランスが整います。

5 ≫ 現代社会におけるストレスとの上手な向き合い方

スマホやパソコンから受けるストレスを上手にコントロールするには、自分の呼吸、思考と向き合うことが重要です。人間は1日に物事を約6万回考えています。95%は過去のことです。それをいかにプラスにとらえるか、エネルギーに変えられるかは自分次第です。

そのためには、身体、意識、無意識(潜在能力、メンタル)を隙間なくつなげることが重要です。暑い、寒いなどの五感を通して受ける刺激をエネルギーに変えることが大切です。

ストレスを即エネルギー化できる人もいれば、エネルギーにするまで時間のかかる人もいます。ストレスを受けることによって五感が刺激されると、メンタルがそれを使ってエネルギー化します。そのエネルギーが一番高まるのが目標を持つことです。

本来、目標は即エネルギーになります。しかし、現代人のほとんどは目標を立ててもその半分以下しか達成できないでいます。すると、目標を達成できない自分に対して負の感情、自己否定の思いを抱くことになります。目標ノーサンキュー、その先の夢も受けつけないメンタルになってしまうのです。外からの最高のエネルギー、即エネルギーとなるはずの夢や目標を、いりません、受けつけませんと拒否している状態です。

室町時代、能楽の世界に生きた観阿弥・世阿弥の親子は、「我見」「離見」――自分自身を俯瞰すること、自分自身の思考の枠から出て客観的な立場で自らを観察し自らの気持ちに気づくことの大切さを説きました。自分の経験を中立的にとらえ、自らの気持ちを切り捨てるのではなく、むしろそれに気づくこと、自分を変えるのではなく、いまの自分を知って良いことも悪いことも含めて自らの気持ちを客観的に見ること。ストレスの軽減にはこれが欠かせません。

新しいものが生まれるときは、いつも何かしらの違和感があります。自分自身や自分のまわりに違和感を覚えるものがあったら、排除せず、良いか、悪いかを見極めて大切にすると、そこから新しいものが生まれる可能性があります。壁にぶつかったり行き詰まることがあったりしたら、違和感を上手く活かして愚直に一歩一歩進んでいく姿勢を大切にしましょう。

6》不調の根源は長期的なストレスホルモン

内臓の働きや代謝、体温調節などの機能を、自身の意識とは関係なくコントロールしているのが「自律神経」です。自律神経は「交感神経」と「副交感神経」に分かれます。心と体の働きを活発にするのが交感神経、心と体の働きを休ませるのが副交感神経です。この二つがバランス良く働くことで私たちの心身は健康に保たれます。

しかし、スマホやパソコンの長時間使用によりストレスがもたらされると、自律神経の働きは乱れ始めます。まず、脳の視床下部からCRH（副腎皮質刺激ホルモン放出ホルモン）というホルモンが分泌され、自律神経を経由して副腎髄質《ふくじんずいしつ》に指令が届きアドレナリンやノルアドレナリンといった神経伝達物質が分泌されます。これらは心拍数の増加や血圧の上昇、血糖の増加、発汗、興奮、覚醒などの身体変化（ストレス反応）をもたらす物質です。同時に、副腎皮質《ふくじんひしつ》からはコルチゾールというホルモンが分泌されます。別名「ストレスホルモン」と呼ばれるもので、ストレスから体を守り、血圧を正常に保ったり体内の炎症を抑制したりするものです。

ストレス反応は、短期であれば大きな問題にはなりません。しかし、長期間続くと

自律神経の乱れが関係する不調

うつ病	うつ病の気分の落ち込みは、脳内の神経伝達物質ドーパミン、セロトニン、ノルアドレナリンの働きの低下が原因。朝の目覚めがスッキリとしなくなり、交感神経にスイッチが入りづらくなります。抗うつ薬はセロトニンやノルアドレナリンに作用します。
統合失調症	ドーパミンが異常に分泌されます。不眠、焦燥感、幻覚、幻聴、妄想が生じます。抗精神病薬はドーパミン神経の活動を抑えます。
自律神経失調症	交感神経と副交感神経からなる自律神経のバランスがくずれることで起こるさまざまな症状の総称。頭痛、めまい、倦怠感、不眠、不安感など多岐にわたります。生活習慣（食事と睡眠）の改善とストレスのコントロールが大切です。
不安神経症	過度なストレスや疲労などで、漠然とした恐怖や不安の感情が過剰になり、日常生活に支障をきたします。脳の機能的な要因、環境的な要因、遺伝的な要因などが複雑に関係すると考えられています。心のバランスを整えることが大切です。

ストレスホルモンが過剰に分泌されて、免疫力の低下や血圧の上昇といった諸症状を引き起こすきっかけとなります。たとえば、高血圧の状態が慢性化すると血管壁が硬くなり動脈硬化が進みます。これは脳出血や脳梗塞、心筋梗塞などの原因となります。WHO（世界保健機関）の統計によれば、現在、心血管障害による死亡者数は年間約1千700万人、そのうち25％は過剰なストレスが原因といわれています。慢性的なストレスは心血管障害以外にも、成長ホルモンの分泌などにも支障をきたします。

人間の体は短期的なストレスを捌くのは得意ですが、現代の慢性的なストレスに立ち向かうようにはできていないのです。

7≫幸せホルモンにも影響を与える良質な睡眠

現代人の生活は、スマホやパソコンから受けるストレスが強く、睡眠時間も不規則になりがちです。日々のストレスを翌日に引きずらないためにも、睡眠は十分とるようにしたいものです。睡眠時間はその長短だけでは十分かどうかわかりません。質の高い眠りは、「深さ」と「時間」の積で決まります。

私たち、人間が本来もっている「体内時計」は25時間といわれています。体内時計にはメイン時計とサブ時計があります。メイン時計は、体内時計の働きを主に司る視《し》交叉上核《こうさじょうかく》にあります。耳の一直線上の目の奥に位置する、直径わずか1㎜ほどのものです。サブ時計は肝臓や心臓などの各臓器にあります。

体内時計25時間と1日24時間という1時間のずれは、朝の光を浴びると体内時計がリセットされて24時間の周期に同調します。しかし、不規則な生活や加齢などによりメイン時計とサブ時計の振幅が徐々にずれていくと、睡眠・覚醒のリズムがくずれて睡眠不足や不眠など睡眠障害の原因になります。周期、位相、振幅のバランスを整えることが大切です。

睡眠と覚醒のリズムを整えるホルモン

睡眠のカギを握るホルモンがメラトニンです。メラトニンは脳内の松果体《しょうかたい》から分泌されるホルモンで、これが分泌されると脳は睡眠の準備ができたと認識して自然な眠りを誘います。そのためメラトニンは「睡眠ホルモン」とも呼ばれます。

メラトニンの分泌は体内時計と連動しています。昼間はほとんど分泌されず、起床

睡眠に関係するホルモンの主な働き

メラトニン	体内時計、生活リズムの調整、催眠作用、細胞の免疫強化作用。
セロトニン	メラトニンの生産、睡眠の質の向上、心の安定を図ります。

質の高い睡眠・覚醒リズムを整えるポイント

- 完全な暗闇で寝る
- 体を締めつけない
- 睡眠時間を一定にする
- 休日は平日と2時間以上ずれないように起床する
- 就寝3時間前までに夕食を済ませて消化器官を休ませる
- 覚醒作用のあるカフェインの摂取は就寝4時間前までにする
- 日中はエクササイズやストレッチなどで体を動かす
- 遅い時間帯の激しい運動は交感神経が活発になるので控える
- 入浴は就寝1時間〜2時間前にぬるめのお湯に浸かり身体をリラックスさせる
- お風呂上がりに脳のリカバリーストレッチや呼吸法を行い、副交感神経を優位にする
- 就寝前はスマホやパソコン、テレビなどの使用を控える
- 朝は太陽の光を浴びてメラトニンを体の外へ排出する

から14~16時間後の夕方から夜間にかけて多く分泌されます。メラトニンの分泌量が自然にコントロールされることで、私たちは適切な時間に眠りにつけるようになっています。

メラトニンに影響を与えるホルモンがセロトニンです。これは、心身の安定や心の安らぎなどに働きかけることから「幸せホルモン」とも呼ばれます。腸内や血液中、脳内に分布しているとされ、セロトニンが不足するとメラトニンも分泌されにくくなります。つまり、不眠症の発症に影響を与えるなど、睡眠の質にも大きく関係するのです。セロトニンは朝の覚醒時に自律神経に働きかけて脳を覚醒させます。そして、交感神経を刺激して体の活動状態を保ち、夕方から夜にかけて次第に働きを弱めます。

人は、メラトニンの分泌量が増えたり減ったりすることで、睡眠と覚醒を繰り返します。赤ちゃんの夜泣きはメラトニンの出方が一定でないのが原因で、3才を過ぎると一定になります。しかし、思春期の15才くらいをピークに分泌量は徐々に減っていき、50~60才になると15才時点の半分にまで落ちます。これが、年をとると早起きになる理由です。なお、メラトニンには免疫やアンチエイジング効果、記憶力減退を抑える効果もあります。

睡眠の質を確認できるシグナル

1 眠りに落ちるまでの時間が30分以内

2 夜中に起きるのは1回まで

3 夜中に目が覚めても再び20分以内に眠れる

4 総睡眠の85%はベッドを使用している

睡眠の種類とリズム

睡眠にはレム睡眠(浅い眠り)とノンレム睡眠(深い眠り)があります。人は眠りにつくと、脳が45~60分以内で完全休息に入り、骨、筋肉の成長や免疫システムの強化などを行います。その後、ノンレム睡眠に入ります。そこから1~2時間が過ぎるとレム睡眠に切り変わり、今度は大脳が活動をスタートさせます。このとき、日中の嫌な記憶や体験が呼び起こされ、すべての情報が処理されていきます。睡眠が記憶を整理整頓してくれるのです。私たちの眠りは性質の異なるこれら2種類の睡眠で構成されています。レムとノンレムは一晩に4~5回、一定のリズムで繰り返されて肉体と精神を休ませます。そして、徐々にレム睡眠の割合が増えたところで目覚めるのが理想の睡眠リズムです。

8≫スマホによる睡眠負債とは

スマホを寝る直前まで使用していると睡眠不足の原因となります。スマホによる視覚的刺激＝画面の明るさ・ブルーライトが、メラトニンの分泌をさまたげるためです。

睡眠負債とは「毎日わずかずつ積み重なる睡眠不足」のことで、睡眠の借金を意味します。平均睡眠時間が1日に7～9時間の範囲から逸脱すると、体内の炎症が蓄積して夜中に何度も目覚めて炎症が増えます。

厚生労働省の調査によると、現在は平均睡眠時間が6時間未満の人（20歳以上）が約4割にのぼります。睡眠には内臓の分解・消化・吸収、成長ホルモンの分泌、脳の整理整頓、日中のストレスを解消する働きがあります。長期にわたり睡眠負債が続くと、脳や体のダメージを修復する時間がなくなり、疲労やストレスが心と体を少しずつ破壊していきます。最終的には慢性疲労、慢性炎症となり、心疾患やうつ病を招きます。

睡眠の質を左右する脳波

14〜30Hz **ベータ波(活動)**	活動的な場面で派生し、心身ともに緊張した状態。
8〜13Hz **アルファ波(リラックス)**	リラックスした状態。
4〜7Hz **シータ波(浅い眠り)**	前頭葉が活性化されるウトウト状態。
1〜3Hz **デルタ波(深い眠り)**	心と体すべてが解放され、リセットされる状態。

睡眠負債を解消するには、寝る直前のスマホの使用を控えることです。また、日中にメラトニンの分泌を促す太陽の光を浴びて、夜は室内の照明を限界まで暗くすることです。日中スマホやパソコンで酷使している脳の疲労を回復して、副交感神経を優位にするために、就寝前に軽いストレッチを行うのもよいでしょう。

9≫脳と腸の密接な関係

スマホやパソコンなどから受けるストレスの影響で腸内環境が悪くなると、セロトニンの分泌が著しく減ります。セロトニンが不足すると心のバランスがとりづらくなり、不眠やうつに悩まされやすくなります。セロトニンは人体中に約10㎎程度存在し、脳だけでなく、9割は腸に存在するといわれています。

脳と腸は相関関係にあります。腸は「セカンド・ブレイン（第2の脳）」と呼ばれるほど脳に次いで神経細胞が多い臓器で、互いに約2000本の神経線維でつながれています。そのため、脳がストレスを感じると腸内環境も悪くなり、反対に腸内環境が悪くなると脳もストレスを感じやすくなります。脳と腸は互いに深く関係している「脳腸相関」の状態なのです。

たとえば胃もたれが起こると、脳には吐き気を引き起こすシグナルが送られます。食欲が落ち活動度が低くなり、気分が落ち込みます。すると、短期的なうつ状態になります。うつ病を発症した人の血液は、心の安定に重要な脳内神経伝達物質・セロトニンの値に変化が見られます。

セロトニンは食物に由来します。必須アミノ酸であるトリプトファンから合成されます。食事をしてないときは腸内細菌によって合成されます。そのため、腸内細菌が変化するとセロトニンも影響を受けます。

消化管ホルモンは腸内から血中に放出されて、脳に食べる量を増やす摂食中枢や食べる量を減らす満腹中枢など、きめ細かくコントロールされています。一方、ストレスがかかると脳が私たちの感情を通じて腸内の機能を変化させます。これにより他のホルモン分泌も変化します。

こうした状態が悪循環となり、うつ病が悪化します。脳腸相関は免疫システムにも重要な役割を果たしているのです。

10》リラックス効果を高める入浴法

入浴すると心身の疲れが回復してリラックスできます。入浴には体を清潔にする以外に、次の効果があります。

①適温のお湯で体を温めると副交感神経が活発になり心身の疲労や緊張を除く
②血液やリンパ液の循環を良くする
③内臓機能を高める
④筋肉のこりや痛みをやわらげる

1日のストレスを解消するためにも、入浴は有効に活用したいものです。

副交感神経を刺激して優位にするお湯の温度は38~40度くらいが目安です。精神が落ち着き、血管が拡張して血圧が下がります。しかし、体の深層温度は上がらないのでお風呂から上がると体温は早く下がり、眠気をもよおしやすくなります。

湯船につかって深呼吸したり、好みの入浴剤やエッセンシャルオイルなどを入れて香りを楽しむことでも、よりいっそうのリラックス効果、ストレス解消効果が期待できます。

お風呂にゆっくり入れないときは、温水と冷水を交互にかける「コントラストシャワー」がお勧めです。筋肉の緊張と弛緩が交互に起こり、毛穴も収縮と拡大を繰り返して全身が活性化します。

お湯の温度は38～40度がお勧め

38～40度

- 副交感神経が刺激される
- 精神状態が落ち着く
- 血管が拡張して血圧が下がる
- 体の深層温度は上がらない

41～43度

- 交感神経が刺激される
- 精神状態が覚醒、興奮する
- 血管が収縮して血圧が上がる
- 体の深層温度は上がる

熱いお風呂が好きな人は多いですが、リラックスには向きません

＋

深呼吸　香り

リラックス効果UP!

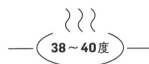

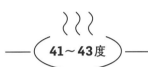

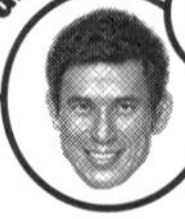

スマホ症候群を克服する食生活

1≫現代の食生活の問題点

スマホを使用する時間が長くなり、しだいにスマホを使いながら食事をするようになると、食事摂取に関する自己認識力が低下して過剰摂取に陥る可能性があるといわれています。スマホでSNSや動画を見ながら食事をしていると、画面にばかり意識が向かい、料理の味も感じず、唾液の分泌も少なくなっていることに気がつくでしょう。食事中はスマホを手放して、食事に集中すること。脳と体が唾液や消化酵素の分泌を活発にして消化吸収の能力が上がります。

現代は、人類の食の進歩に内臓が追いつけていません。とくに日本人は急速な欧米化の食事に対応できずに内臓が悲鳴をあげています。日本人は縄文時代から続く1万2000年のあいだ、木の実や豆類、米、麦、ひえ、あわなどの作物を主体に食べてきました。一説によると、1回の食事での咀嚼回数は3千990回だったとのことです。反対に、現代は味覚の対象が「やわらかい」「とろける」などとなり咀嚼回数は620回にまで減少しています。また、甘味は樹液などからわずかだけ取っていた1万年前に比べ、現在は精製糖を大量に摂取しています。肉類も頻繁に食べるようになりました。酸化防止剤や食品添加物の入った加工食品が増えたことで、内臓は分解、消化、吸収に手間取り、疲弊して、本来の「基礎代謝を担う」役割が果たせなくなっています。

2≫内臓を疲弊させる「糖化」と「酸化」

スマホやパソコンを長時間使用すると、脳、免疫システム、内臓のバランスが悪くなります。脳、免疫システム、内臓は三位一体になることが重要です。

脳から出る脳内神経伝達物質（ドーパミン、βエンドルフィン、コルチゾール、ノルアドレナリン）は、免疫システムや内臓の働きに影響します。免疫システムの関連物質であるサイトカインは脳と内臓に分泌されます。内臓からは複数のホルモンが分泌され、脳と免疫システムに作用します。これらは均等に三位一体に機能することがとても大切なのです。

人間の体内には2万種類以上の酵素があります。酵素は消化液に含まれます。消化液は1日に7ℓ（500mlのペットボトル14本分）産生されるといわれています。現代人は加工食品に多く含まれる酸化防止剤や食品添加物を1年に4キロも摂取しているといわれていますので、体内に入った老廃物を代謝する酵素が不足しています。酵素が「消化」「解毒」にばかり使われて、「代謝」はその次の働きになるのです。すると、分解、消化、吸収力がどんどん落ちて代謝が悪くなります。

体内酵素を増やすために大切なのは、加熱食50％、生食50％を摂ることです。

血糖値スパイク

現代人の内臓を疲弊させる原因に「糖化」と「酸化」があります。

「糖化」に関連するリスクとして挙げられるのが、血糖値の急上昇、糖尿病です。人は精製された白い砂糖、小麦粉、米を食べると血糖値が一気に上がります。とくに甘い清涼飲料水は30分程度で血糖値が上がります。すると、膵臓から「インスリン」と

現代人の内臓を疲弊させる糖化と酸化

糖化とは？	身体のこげつき。体内で余分な糖がタンパク質と結びついて「AGE s」（終末糖化産物）をつくり、全身のあらゆる組織で劣化を起こして、心臓病、アルツハイマー病、骨粗しょう症、がんなどのさまざまな病気、体内老化の原因となります。
酸化とは？	身体のさびつき。体内に溜まった「活性酸素」により、体内が酸化し組織が炎症や変性を起こし、がん、動脈硬化、老化現象などを引き起こします。

いう血糖値を下げる働きをするホルモンが分泌されます。しかし、しばらくすると今度は血糖値が下がりすぎて低血糖状態が続きます。血糖値の乱高下が起こるのです。これを「血糖値スパイク」といいます。体の中で炎症が起こり、さまざまな病気の原因となるものです。体に余分な脂肪を溜め込んだり、気分の憂鬱も起こったりします。

食後2〜3時間で起こる倦怠感、眠気、発汗、空腹感、めまいなどは、反応性低血糖の可能性があります。原因は、①糖質の摂り過ぎ、②インスリンの効きが悪い体質です。糖尿病初期の若い人にも多くみられますが、適切な食生活をすれば症状が改善することもあります。

ケトン体質による弊害

最近は糖質制限の人気が高まり、自らをケトン体体質（ケトン体を使う体質）にして体調管理をする人も増えています。しかし、この方法には弊害もあります。

通常、脳のエネルギー源はブドウ糖ですが、糖質制限により糖分の摂取を控えると、糖分の代わりに脂肪酸がケトン体に変換されて脳にエネルギー源として送り込まれます。これは血液中のケトン体（酸性）が増加する状態（これをケトーシスといいます）で、血液が酸性に傾きます（これをアシドーシスといいます）。本来、人間の血液は弱アルカリ性（pH7・35〜7・45）に保たれています。そのため体は、骨や歯に含まれるカルシウムを分解してアルカリ分をつくり、酸性に傾いた血液の中に戻して中和させようとします。これがケトン体体質です。

ケトン体の増加は、必ずしも良いことではありません。たとえば、糖尿病に罹患した人は血糖値をコントロールするインスリンの作用が不足して、血糖値が異常に上がるだけでなく血液中のケトン体が増えます。すると、脱水、のどが渇く、多尿、倦怠感などの症状が現れます。これは「糖尿病性ケトアシドーシス」といわれる急性代謝障害です。悪化すると呼吸困難や意識障害などが引き起こされます。甘いジュースや清涼飲料水の飲み過ぎが原因になることもあるので注意が必要です。

なお、「酸化」に関連する外的リスクには紫外線、放射線、大気汚染、タバコ（喫煙）、過度な運動、心理的ストレスなどが挙げられます。これらのリスクに対応するには、ビタミンA、C、Eを多く含む野菜（ビタミンのエース「ACE」とも呼ばれます）、浅煎りのコーヒーやベリー類などに多く含まれるポリフェノール、緑茶などに含まれるカテキン、そして魚類に多いオメガ3系脂肪酸などの摂取がお勧めです。

3≫スマホが阻害する「免疫」

スマホやパソコンを長時間使用する不規則な生活は、人間の「免疫」のバランスもくずします。免疫とは健康を維持するために欠かせない大切なシステムで、「自然免疫」と「獲得免疫」に大別されます。

自然免疫とは、生まれながら備わっている免疫機能のことです。リンパ球は白血球の成分の一つで、B細胞（Bリンパ球）、T細胞（Tリンパ球）、NK（ナチュラルキラー）細胞などがあります。これらがチームとなってウイルスやがん細胞などの異物を攻撃します。また、体内に侵入した異物を記憶し、再び侵入してきたときには素早く排除するよう働きます。感染初期は、主に好中球、マクロファージ、NK細胞などの免疫細胞が防御システムとして働きます。

自然免疫はウイルスや病原体を攻撃すると同時に「樹状細胞」という免疫細胞を活発化させます。樹状細胞は病原体を取り込み、T細胞に情報を渡します。Tリンパ球は病原体をピンポイントで狙い撃ちします。B細胞は無毒化できる抗体をつくります。このTリンパ球、Bリンパ球による免疫システムが「獲得免疫」です。獲得免疫が働くまでには約1〜2週間程度かかります。

免疫はそのバランスがくずれると、アレルギー、サイトカインストーム、自己免疫疾患などが起きやすくなります。

免疫細胞の中にはビタミンCが多く含まれることがわかっています。ビタミンCには、抗酸化力、抗ストレス作用があります。しかし、体内ではビタミンCを合成できません。そのため、食事から摂取する必要があります(柑橘類、パプリカなどに多く含まれます)。また、ビタミンDには免疫機能を調整する働きがあります。ビタミンDは魚類に多く含まれるほか、皮膚でも生成されます。皮膚での生成をうながすためには、夏場で5分程度、春・秋～冬で15分程度日光を浴びることです（日本の緯度の場合）。

ミネラルの一つである亜鉛は、免疫細胞を活性化して白血球をサポートします。牡蠣、肉、魚などに多く含まれます。

4≫デジタル食からアナログ食へ

免疫システムを高めるために重要なのは、次の五つです。

①脳のための栄養
②体のための栄養
③細胞のための栄養
④解毒のための栄養
⑤幸せな食事

人間が生きていくうえで欠かせない三大栄養素、炭水化物・脂肪・タンパク質はき

免疫システムを高めるための栄養バランス

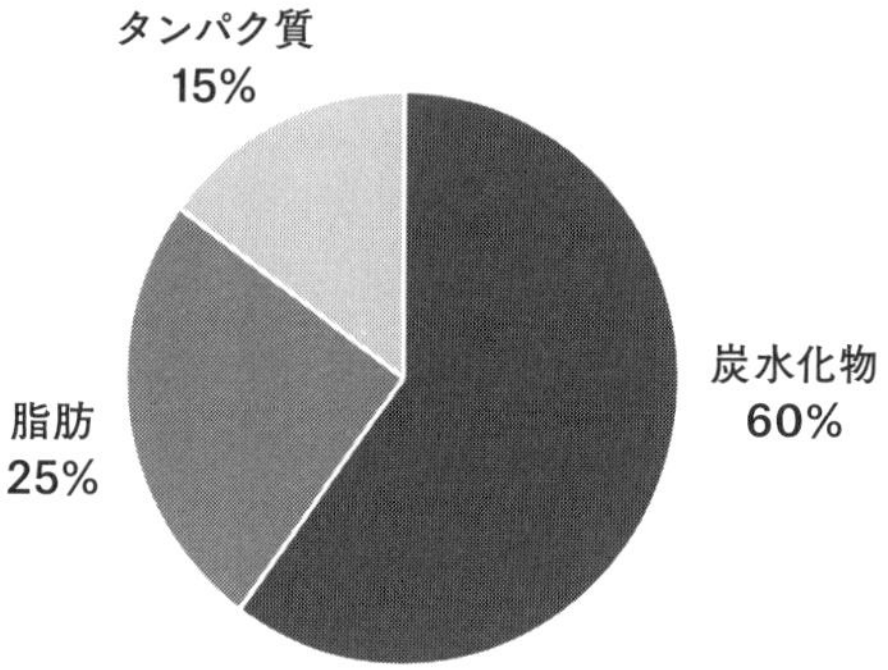

ちんと取りましょう。炭水化物は60兆個の細胞のすみずみに酸素と栄養素を送ります。脂肪は脳や内臓などの材料になります。タンパク質からは脳内神経伝達物質がつくられます。理想のバランスは、炭水化物60%、脂肪25%、タンパク質15%です。

炭水化物が分解されるとブドウ糖になり、小腸から吸収されてエネルギー源となります。脳の働きにもブドウ糖が必要になるため、炭水化物を摂る必要があります。しかし、摂取し過ぎると膵臓からインスリンが大量に分泌されて脳にブドウ糖がまわらなくなります。脳のためにも血糖値は一定にコントロールすることが大切です。

現代は、大量生産・大量保存のために微

腸内環境に影響を与えるもの

短鎖脂肪酸	大腸内にいる腸内細菌がオリゴ糖や食物繊維を発酵させてつくる酸（有機酸）の一種。腸内細菌の「エサ」となります。
インクレチン	食事を摂ると小腸などから分泌され膵臓を刺激してインスリンの分泌を促すホルモン。血糖値をコントロールします。
エクオール	イソフラボンが腸内細菌によって代謝され変化したもの。女性ホルモンと似た働きをします。ホルモンバランスを整えます。

量栄養素（ビタミンやミネラル。微量ながら人の発達や代謝機能を適切に維持するために必要な栄養素）を取り除いた食品が多くなりました。これらはエンプティカロリー（高カロリーだが栄養素は含まれない）のものが多く、血糖値の上昇や下降が激しくなるため内臓に負担をかけます。一方、未精製の穀物には、ビタミン、ミネラル、食物繊維が豊富です。玄米や雑穀米など、吸収がゆるやかな複合炭水化物を意識して摂るようにしましょう。

免疫力を高めるうえでは、腸内環境を整えることも重要です。腸内細菌のバランスがくずれると、腸内に起こった炎症などにより腸の壁に隙間が発生して血液内に細菌が漏れ出てさまざまな症状を引き起こすリーキーガット症候群になるおそれがあります。

また、腸が酸性に傾くと、約100兆個の腸内細菌のバランスがくずれて悪玉菌が有意になります。セロトニン（幸せホルモン）が産生不良となり、「短鎖脂肪酸」「インクレチン」「エクオール」という成分もつくられにくくなります。これは、ぜんそくやアトピー性皮膚炎などアレルギーの原因にもなります。

腸内細菌のバランスは、善玉菌2割、悪玉菌1割、日和見菌7割が理想的といわれています。腸内環境を整えるためには、食物繊維と発酵食品をあわせて摂取すること（＝シンバイオティクス）が大切です。食物繊維は大腸や小腸で余った塩分、糖分、脂肪分を吸着して便として流してもくれます。昔からいわれている「七つの要素」を組みあわせながら食事を摂ると腸内環境も良くなります。とくに日本人にお勧めなのが水溶性の食物繊維（昆布、わかめなど）、果物、きのこ、発酵食品（味噌、納豆）などです。果物を摂るときもジュースやスムージーなどの加工食品はできるだけ避け、りんごやバナナなどの果物そのものを噛んで食べること、つまり「顔の見える食品」に置きかえることが大切です。

腸内細菌の理想的なバランス

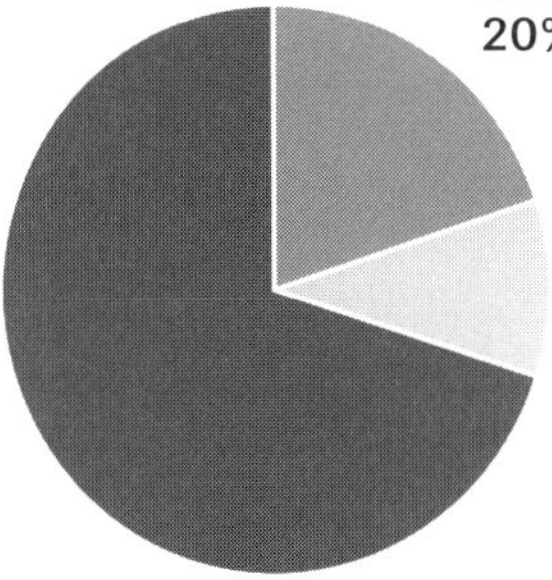

腸内環境を良くする7つの要素

要素	具体的な食べ物
根菜類	ゴボウ、にんじん、大根、さといも など
菜っ葉類	白菜、キャベツ、ほうれん草、小松菜 など
青果類	きゅうり、トマト、ピーマン、果物 など
旬の野菜	たけのこ、きのこ、菜の花、さやえんどう など
豆類	味噌、納豆、枝豆、落花生 など
海藻類	昆布、わかめ、ひじき、メカブ など
穀類	玄米、黒豆、小豆、そば など

ビタミンB6が多く含まれる食材

肉類	レバー(牛、豚)、ささみ(鶏)、ひき肉(鶏) など
魚介類	マグロ、カツオ、イワシ など
野菜類	唐辛子、にんにく、さつまいも など
果物類	バナナ、アボカド、キウイフルーツ など

5≫幸せホルモンの効率的な増やし方

スマホやパソコンから受けるストレスは、腸内環境のバランスをくずす原因となります。腸内でセロトニン(幸せホルモン)をつくる材料になるのは、卵や魚、大豆製品、乳製品などに含まれる、「トリプトファン」という必須アミノ酸です。必須アミノ酸は体内で生成できないため、食事から摂る必要があります。トリプトファンからセロトニンがつくられる際にはビタミンB6が使われます。そのため、ビタミンB6が多く含まれる食材を一緒に摂ることが効果的です。

ただし、これらの食材をとっても腸内に善玉菌がいなければセロトニンの分泌量は増やせません。腸内細菌のバランスを整えるためにも、ストレスを溜め込まないように上手なコントロールが大切になります。

6 ≫ スマホ症候群を防ぐ良質な油

良質な油は、スマホ症候群などを含むさまざまな不調を改善する効果が期待できます。油(脂肪)は人間の脳、細胞膜、ホルモン、胆汁をつくる材料になる必要不可欠なものです。

スーパーマーケットなどの食品棚を見ると、いまは脱臭、漂白、圧縮など、色々な油をフィルターにかけた「酸化系の油」が並んでいます。酸化した油を体内に入れると、脳、細胞、内臓が悪い油でつくられます。小腸はその分解・消化・吸収を補うため、肝臓から胆汁(肝臓で生成される液体。脂肪を乳化し消化酵素の働きを助ける)を出します。胆汁はある程度の量なら解毒、分解、消化、吸収の助けになります。しかし、量が多いと小腸から大腸に胆汁が垂れてしまいます。本来、胆汁は役目を終えると元の肝臓へ戻されますが、現代人は、酸化系の油を摂り過ぎているため、胆汁が大腸にどんどん垂れています。すると、この胆汁がアリアケ菌（二次胆汁酸の一種であるデオキシコール酸をつくり出す）という悪玉の腸内細菌を増やし、細胞の老化を引き起こします。老化した細胞は大腸がんを引き起こす要因となることが知られています。意識して質の高い油を摂ることが大切です。

質の高い油を摂取する際、一番のポイントは必須脂肪酸である「オメガ3系脂肪酸」と「オメガ6系脂肪酸」を1：4のバランス、可能な限り1：2のバランスに近づけて摂ることです。オメガ3系脂肪酸は主に魚の脂肪に含まれます（EPAやDHA）。オメガ6系脂肪酸は主に植物油に含まれます（リノール酸やアラキドン酸）。どちらも全身の細胞膜の材料になるものですが、体内で合成できないため食品から摂取する必要があります。しかし、バランスのくずれた現代人の食生活では、オメガ6系脂肪酸を摂りすぎている傾向にあります。

さらに、オメガ6系などの植物油を高温加工する際に生じる「トランス脂肪酸」の摂り過ぎにも注意が必要です。植物油に水素を混ぜてつくられた人工の油（プラスチック食品）は、安くて保管が簡単なことからパンや揚げ物などに使われます。総摂取カロリーの1％に相当する量のトランス脂肪酸を摂るだけでも、悪玉コレステロールは激増します。すると、ホルモンバランスがくずれて、体内の炎症レベルは一気に上がります。

高血圧や動脈硬化の予防に効果があるといわれる「オメガ9系脂肪酸」は、体内でも合成できますが、お勧めはエキストラバージンオリーブオイルの摂取です。購入の際は、小豆島やクレタ島など産地が具体的に書いてあるものを選びましょう。似たようなものにアボカドオイルがありますが、アボカドは即効性があるのでオイルよりも生で食べることをお勧めします。

なお、オメガ3系脂肪酸（青魚、亜麻仁油、えごま油など）は70度、オメガ6系脂肪酸（大豆油、コーン油など）は170度、オメガ9系脂肪酸（オリーブオイルなど）は270度まで酸化しません。それぞれの特性に合わせて上手に摂取しましょう。

7》リセットデトックスで代謝アップ

昼夜を問わず、スマホやパソコンを長時間使用する生活は、人間の代謝サイクルを鈍化させます。本来、人間の体を構成する60兆個の細胞は1日に1兆個ずつ再生して

細胞が入れ替わるサイクル

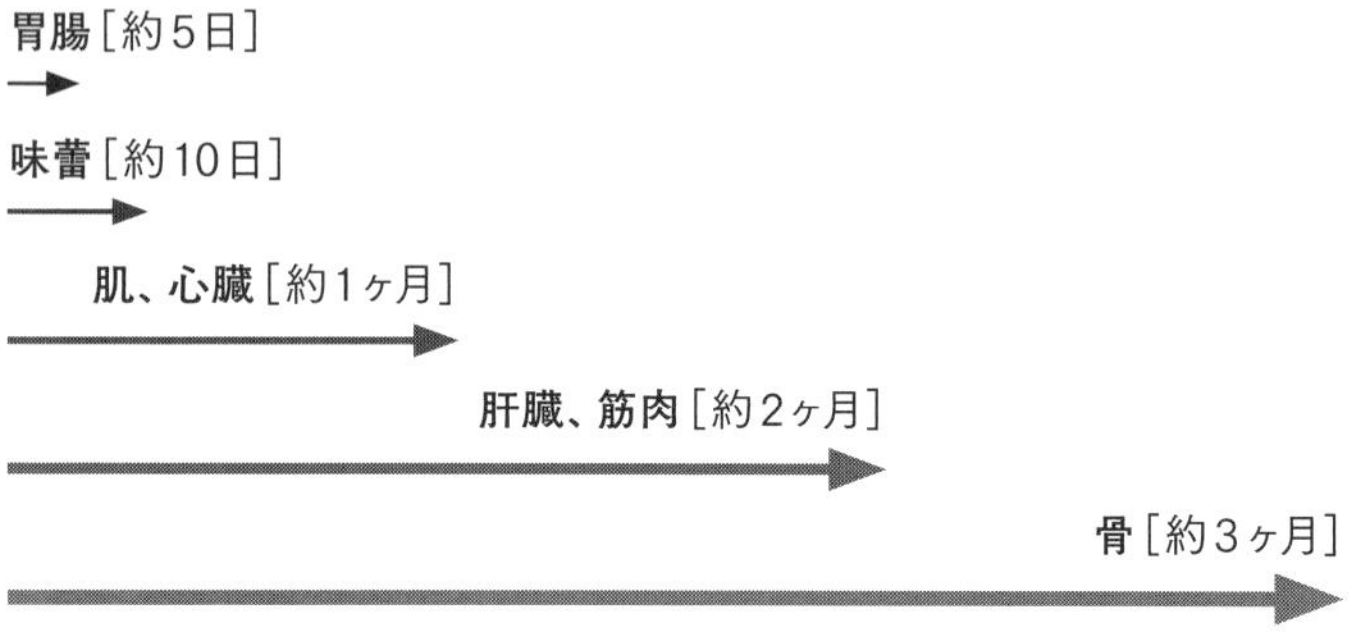

います。このとき、ミスコピーが約6千個できます。これががん細胞になります。

代謝機能を高める一つの方法は、リセットデトックスで内臓を休ませることです。内臓を休ませるには、食物酵素をもつ果物を上手に摂取することです。1日の食事で生の果物のみを食べる「フルーツデー」は、消化、解毒に使われる酵素を代謝に活用します。日頃から酷使している消化機能や内臓を休ませ、代謝機能を高める効果があります。バナナは食物酵素、トリプトファン、カリウムを豊富に含みます。腸内環境を整えたいときはリンゴを摂りましょう。

概日リズムを整える3つの時間

排泄の時間 4～12時	毒素を排泄し、内臓を休ませる。朝食は果物がお勧め
摂取の時間 12～20時	炭水化物、脂肪、タンパク質をバランスよく摂る
吸収の時間 20～4時	食べ物を分解・消化・吸収する時間

8》スマホ症候群を予防する自然のリズム

スマホやパソコンの液晶画面から発生するブルーライト。こうした光を浴びる不規則な生活は、体内のリズムを乱して心と体の不調や病気を引き起こします。

人間には本来、自然が刻む「概日《がいじつ》リズム」があります。スマホ症候群を予防するためには、この概日リズムに合わせて食事をして効果的に栄養を吸収し、余分なものを排泄することです。寝つきが悪い、日中体がだるい、何となく調子が悪いと感じるときは、概日リズムに合わせて過ごすことで、不調が改善されることがあります。とくに朝の排泄の時間帯は、食物酵素を持つ果物を食べることで消化液を節約しながら内臓を休ませることができるので解毒力が上がります。朝食に旬の果物を摂ることもお勧めです。

1日を「排泄」「摂取」「吸収」の三つの時間に分けることを意識してみましょう。概日リズムに合わせた食生活が、自己浄化力、自己治癒力を高め、心と体を整えてくれます。

Part 2

スマホゲッタマン体操

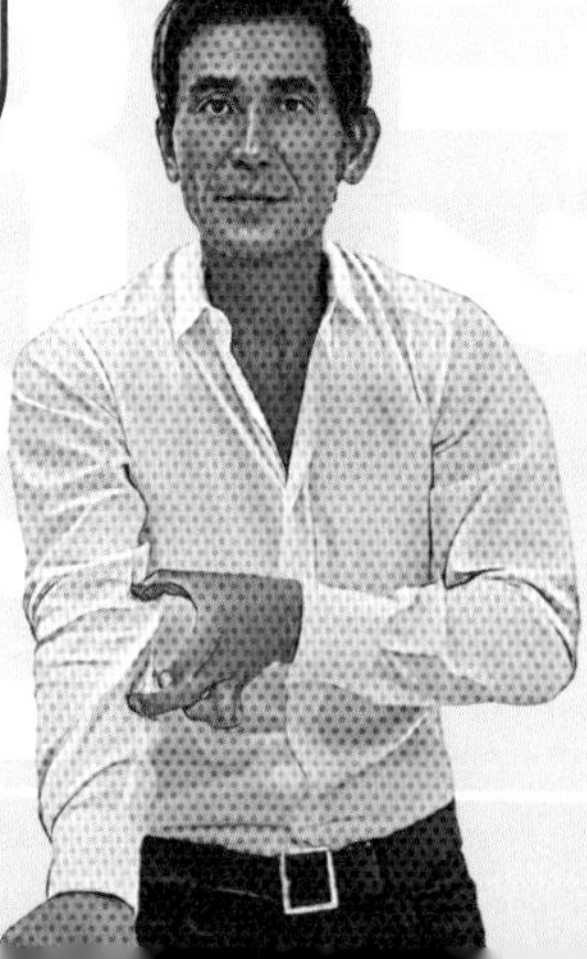

首ヘルニアチェック

頸椎が悪化すると首のヘルニアが発生して強い痛みやしびれが現れます。しびれは脚にまで及び、最悪の場合、日常の歩行や排尿にまで支障をきたします。

腕のしびれチェック

腕のしびれが出る場所を確認すると、どこの神経に影響が出ているのかをチェックできます。

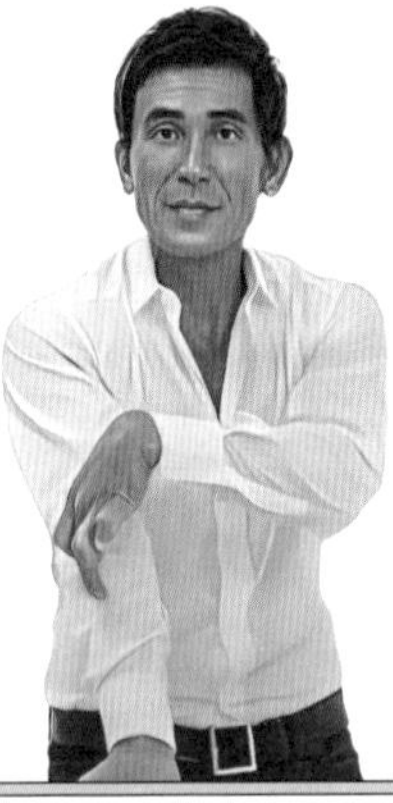

外側手のひら側上腕部分のしびれは、第6頸神経です。

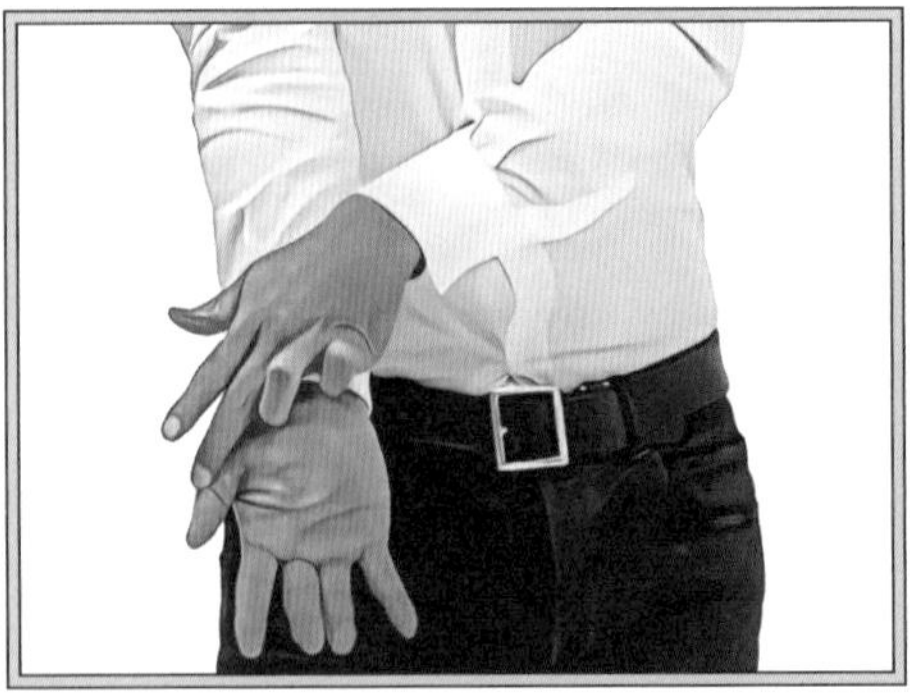

下部分から親指、人さし指部分のしびれも、第6頸神経です。

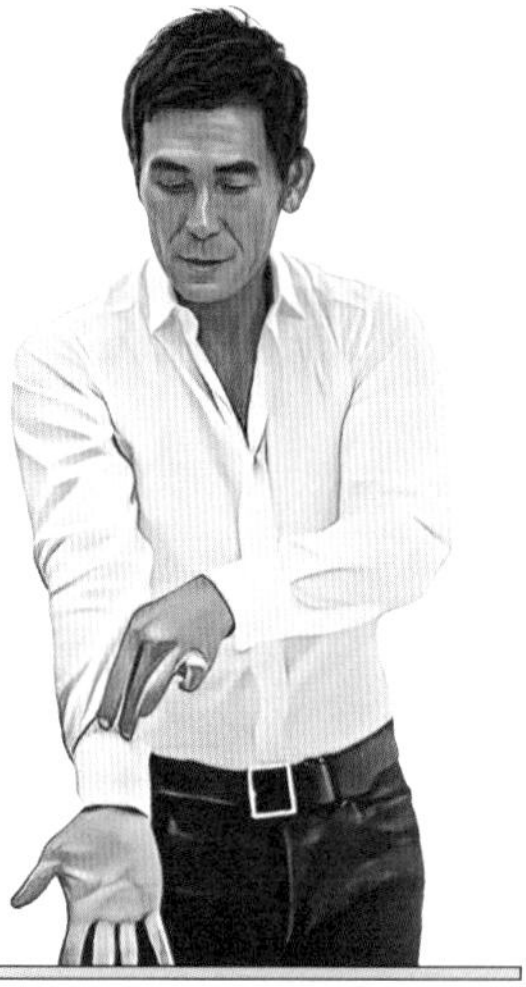

中指部分は、第7頸神経です。

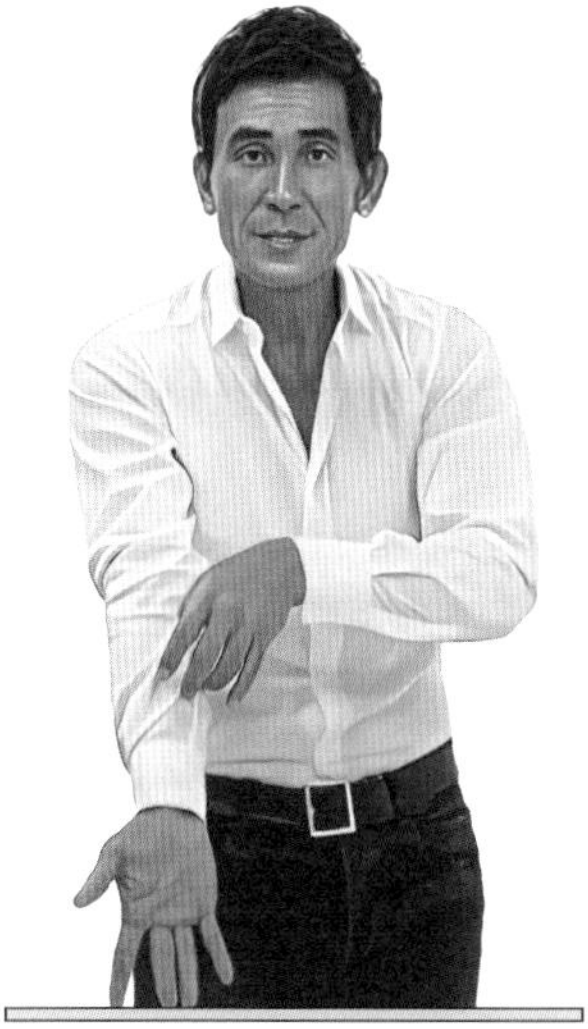

薬指部分、小指部分から上腕部分までは、第8頸神経です。

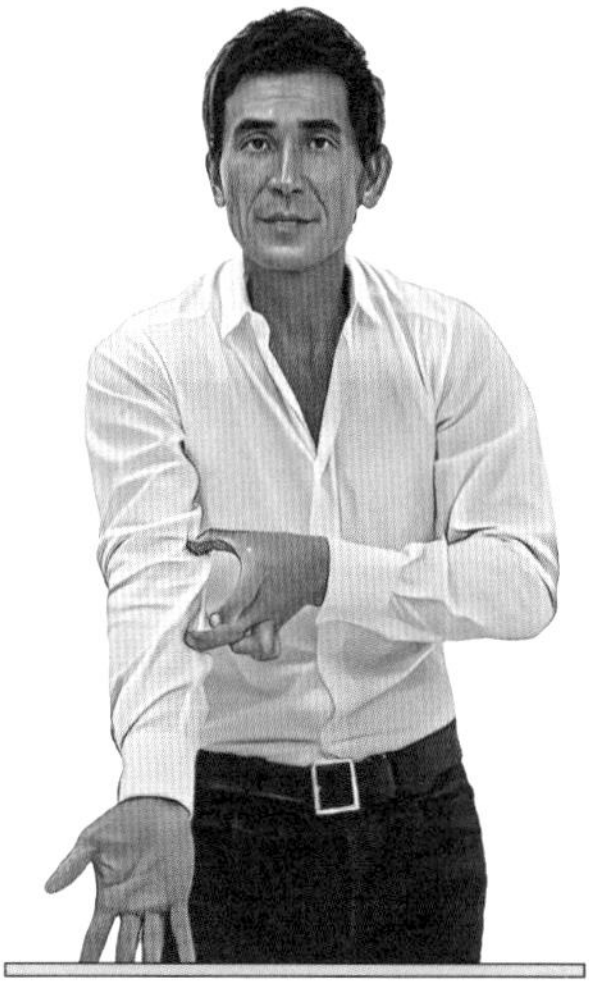

内側手のひら側上腕部分は、第1胸神経です。

ネックサプライズテクニック

首の可動域を広げて首から上の血流を促進します。首こり、頭痛、眼精疲労、不定愁訴などの不調を改善する最新回復テクニックです。

頸椎回旋チェック

ネックサプライズテクニックの前に、
首の可動域をチェックします。

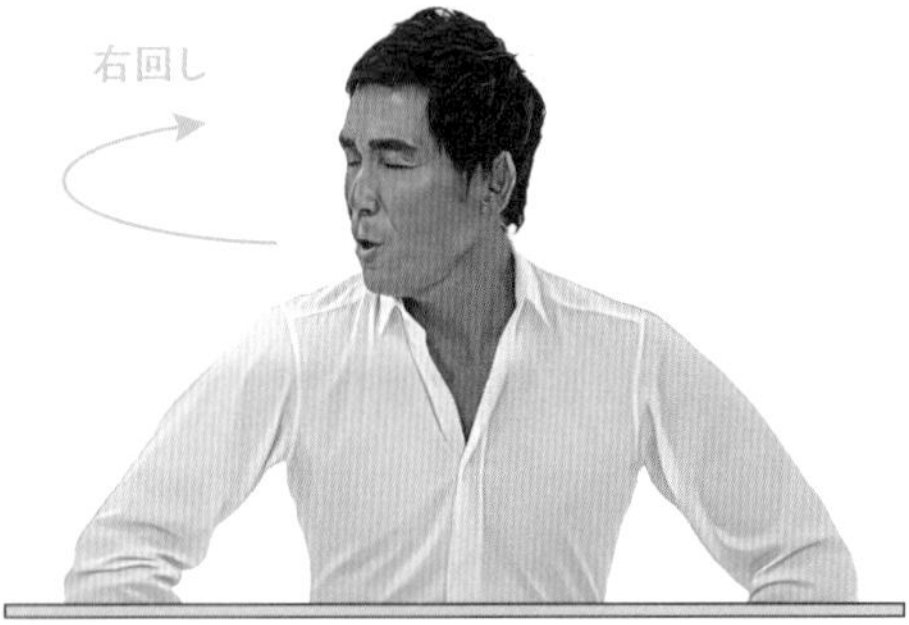

1 首を左右に回します。まずは右に回してみましょう。

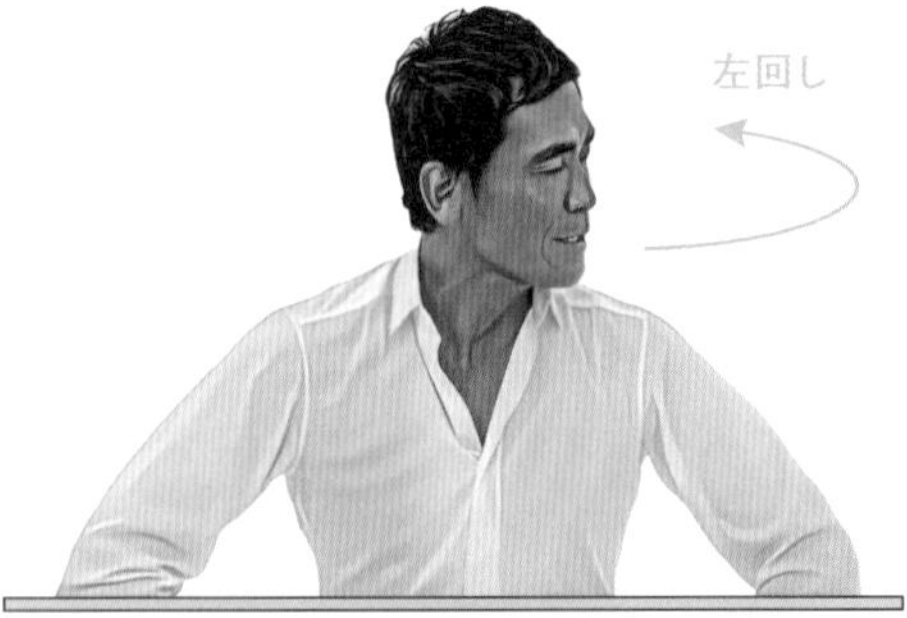

2 次に左に回してみましょう。
どちらか回しにくい（回りが浅い）ほうがありましたか？

ネックサプライズテクニック

頸椎回旋チェックで回しにくかったほうの
首から行います。

右が回りにくかった場合

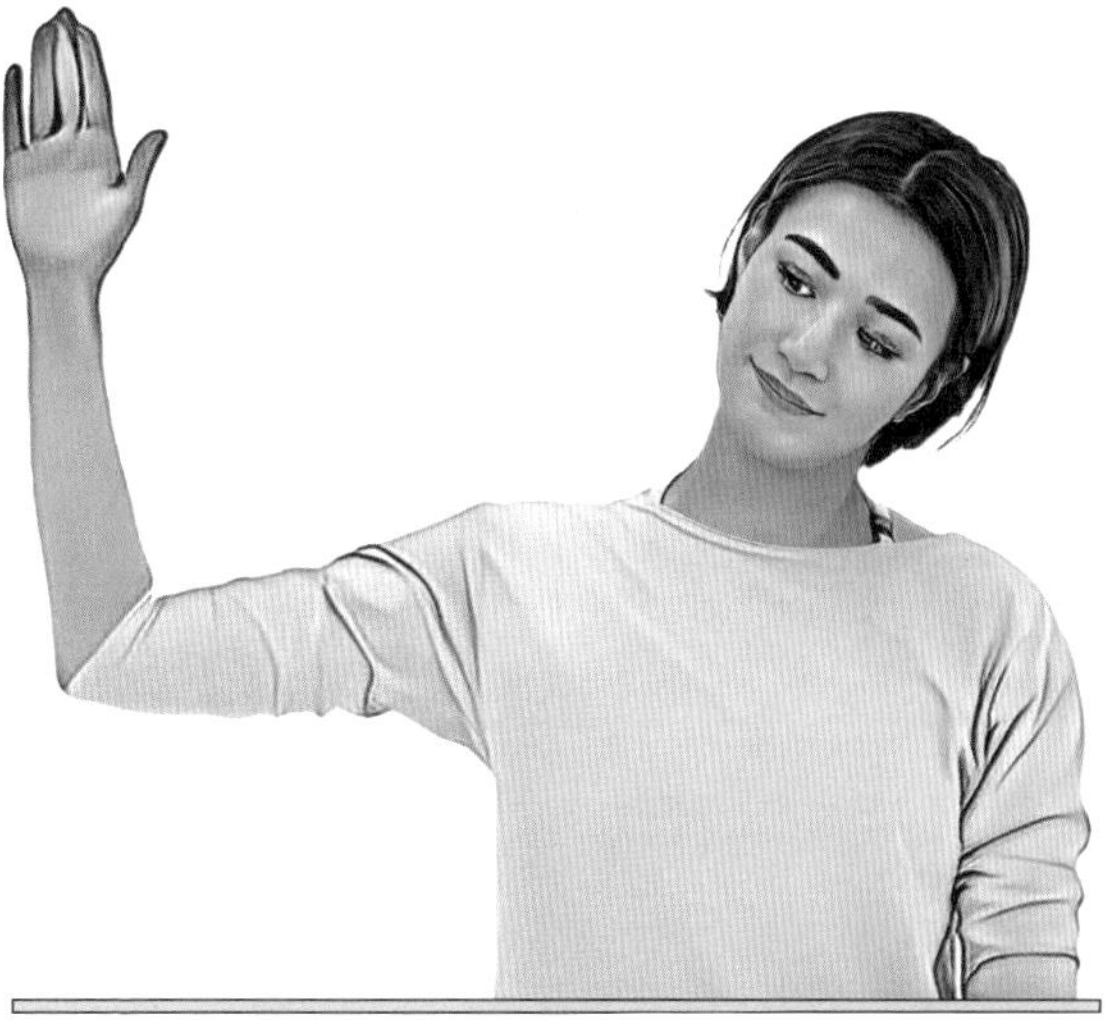

1 首を左側にたおす

回しにくかったほうの首を伸ばして反対側
にたおします。

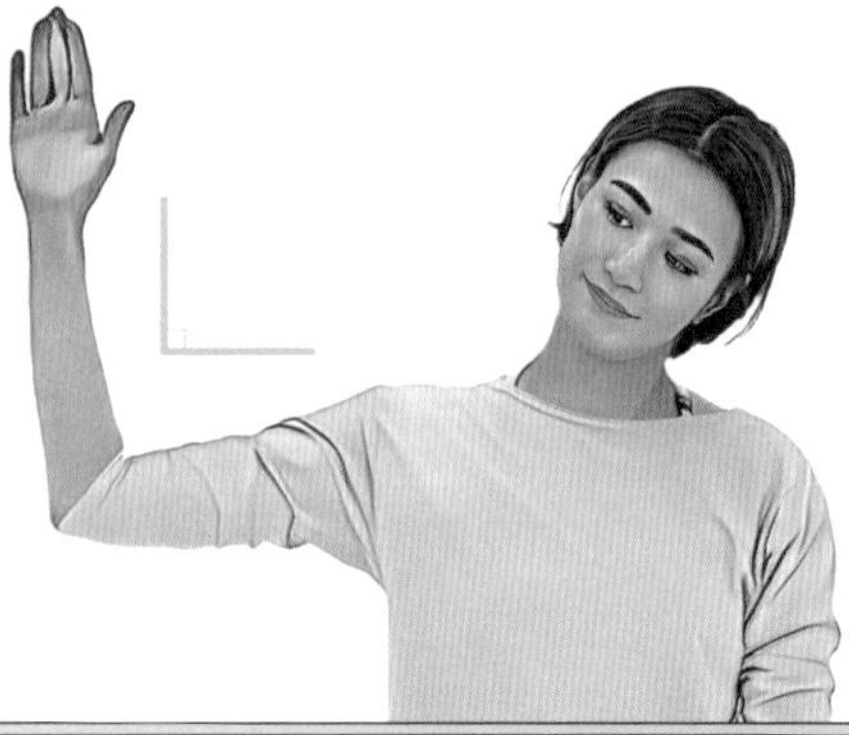

2 右手は肩の高さ。肘を90°に

右手を肩の高さに上げて、肘を90°に曲げます。指先が上になるように。

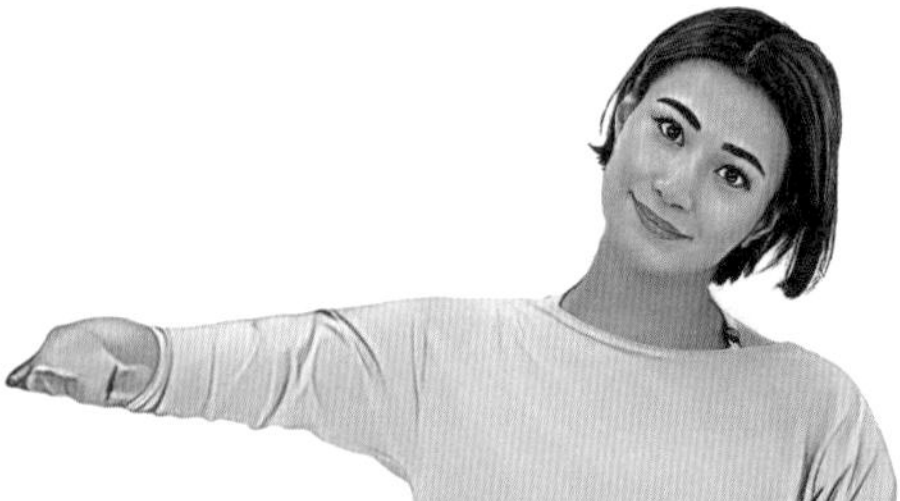

3 肘から先を前にたおす

手のひらが下を向くように、肘から先を前にたおします。息を吐きながら行いましょう。

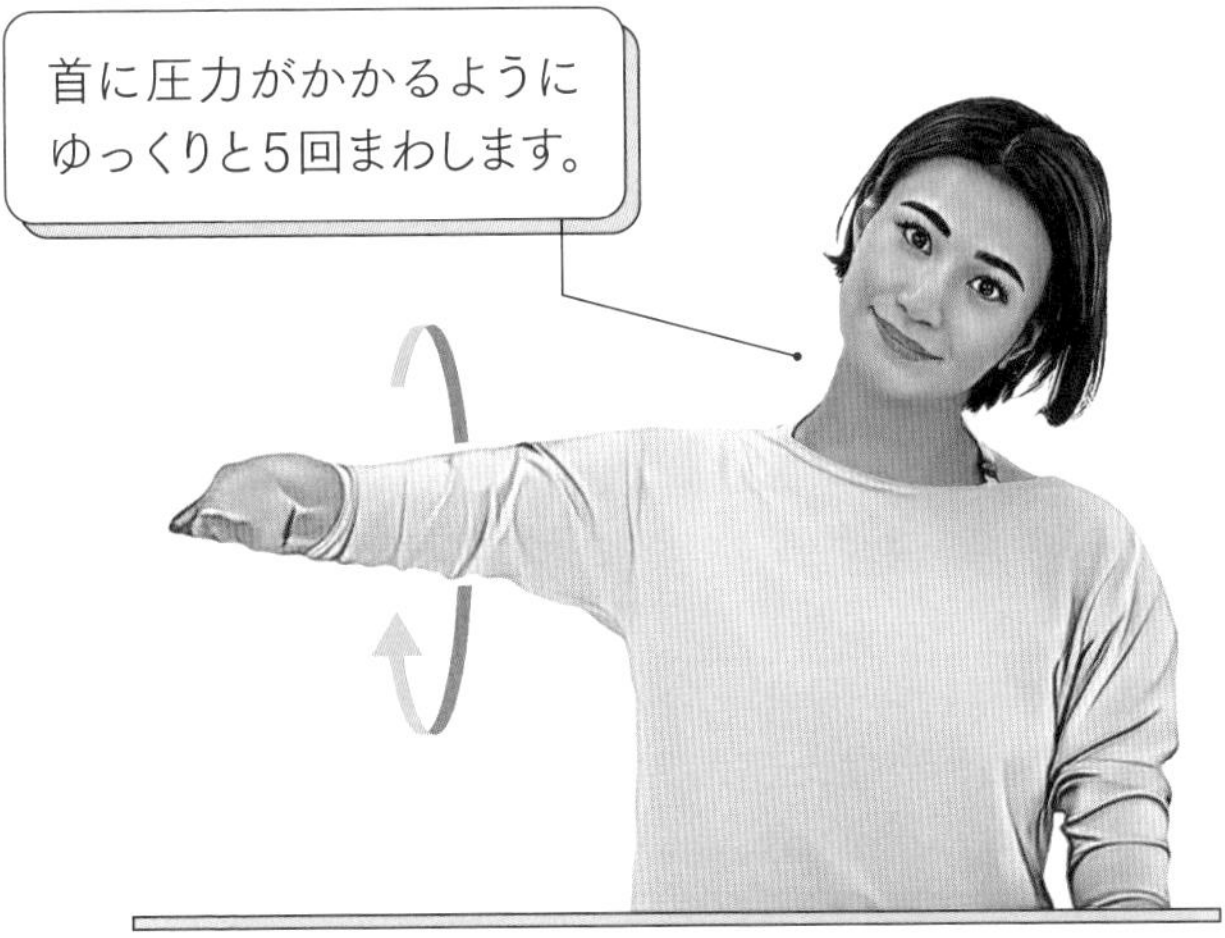
首に圧力がかかるように
ゆっくりと5回まわします。

4 肘を90°にしたまま腕全体を後ろにまわす

3の状態をキープしたまま後ろ方向にまわします。

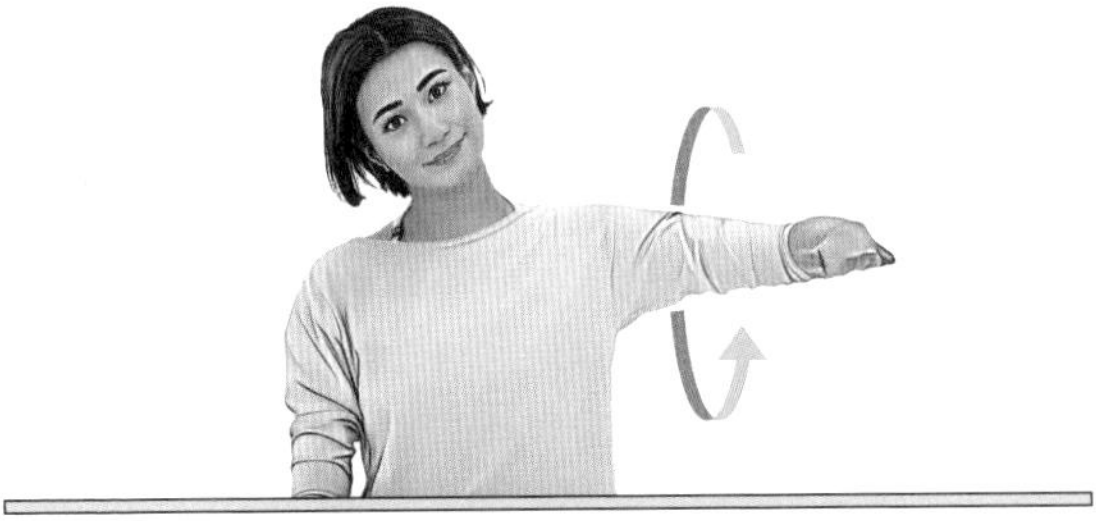

5 反対側も同じように

左右のバランスを整えるために反対側も行います。右と左が終わったら、最後にもう一度頸椎回旋チェックを行い、首の可動域を確認します。

猫背予防①

背骨のS字の湾曲を正しい位置に整えて猫背を予防します。背骨に沿って位置するインナーマッスルの多裂筋を意識して過緊張状態をほぐします。呼吸は止めずに行いましょう。

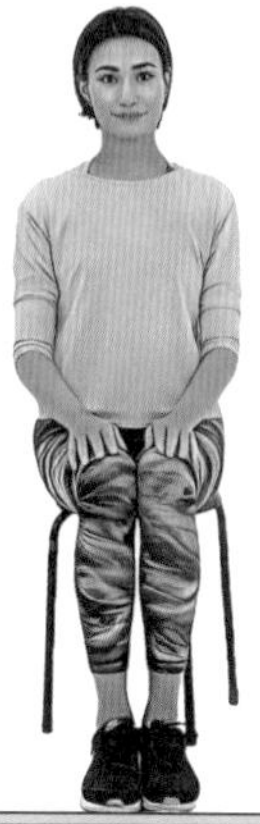

1 椅子に座って胸を張る

椅子に座り、膝、両足首をつけて揃えます。胸を張り、呼吸は通常通り行います。

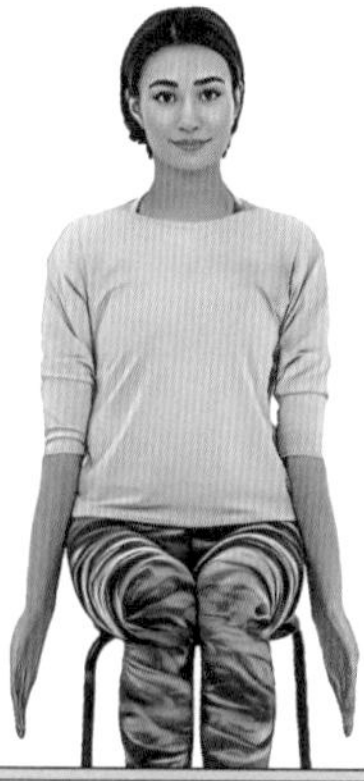

2 手のひらは外側に

手のひらは外側を向けて脇をしめます。

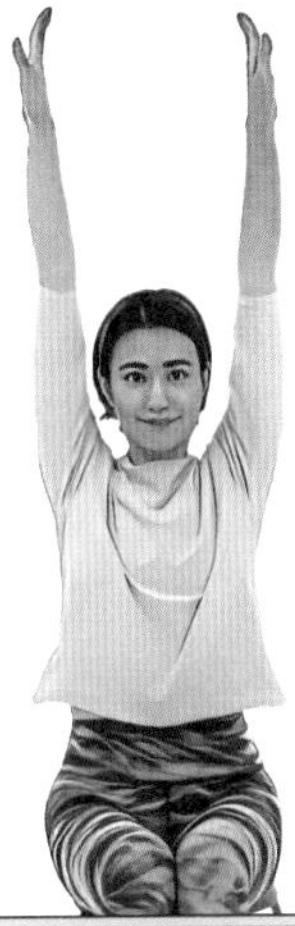

3 そのまま手を頭上に

手のひらは外側に向けたまま小指がリードしながら体側まわりにつけながら頭上までもっていきます。

1〜4を10回
繰り返します。

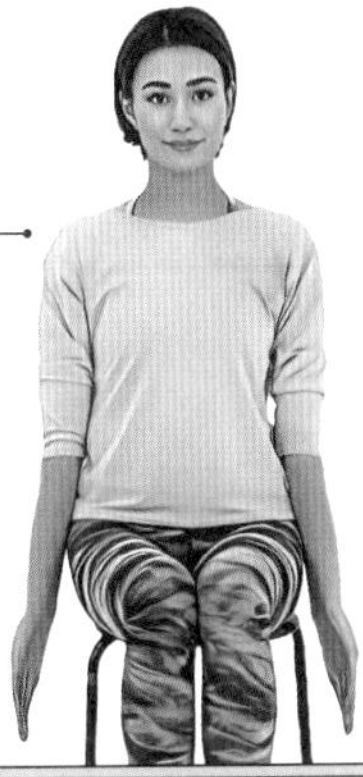

4 ゆっくり肩を回す

頭上まできたら、ゆっくりと肩をきちんとまわしながら元の位置へキープします。

猫背予防②

肩甲骨を動かすことで胸郭まわりを広げて猫背を予防します。肩甲骨周辺筋群を刺激しながら背中全体のインナーマッスルを強化して美姿勢を保ちます。脂肪燃焼効果も期待できます。

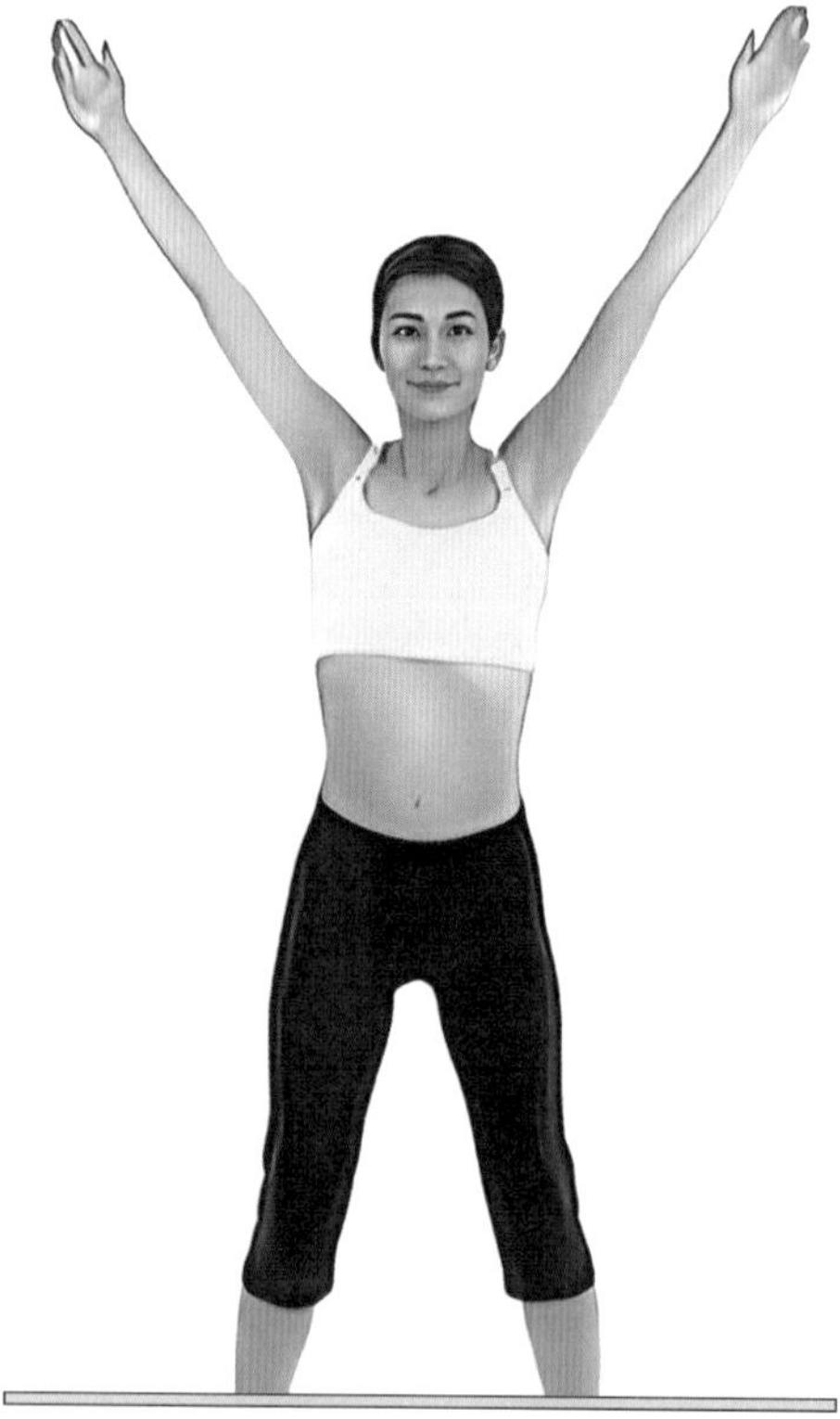

1 腕を斜めに上げる

脚を肩幅より少し広めに開いて立ち、手のひらを正面にして、両腕を斜めに上げます。

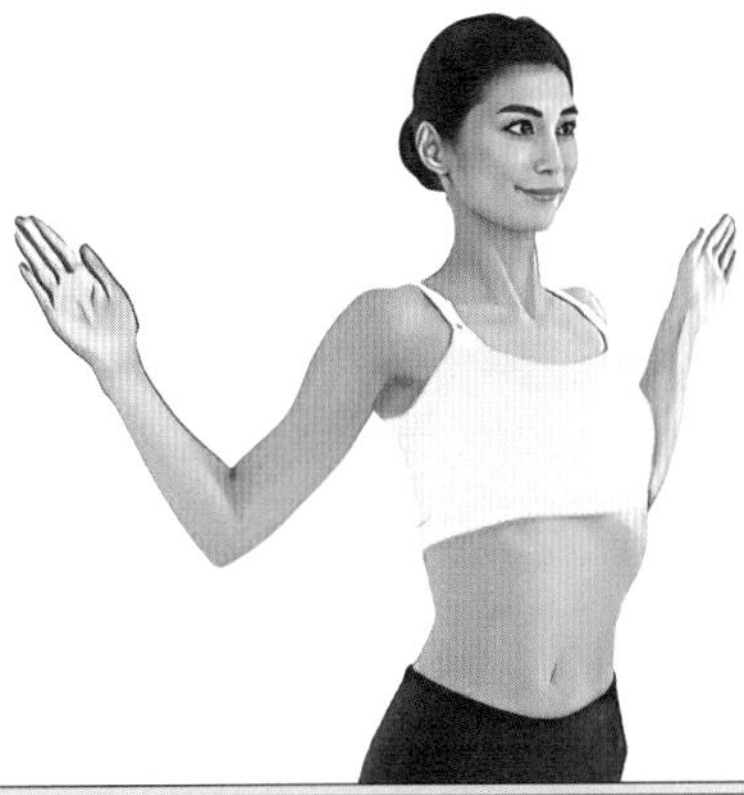

2 腕を胸まで下ろす

息を吐きながら、手のひらを正面に向けたまま、肘を後ろにひきながら、両腕を胸の位置までゆっくりと下ろします。

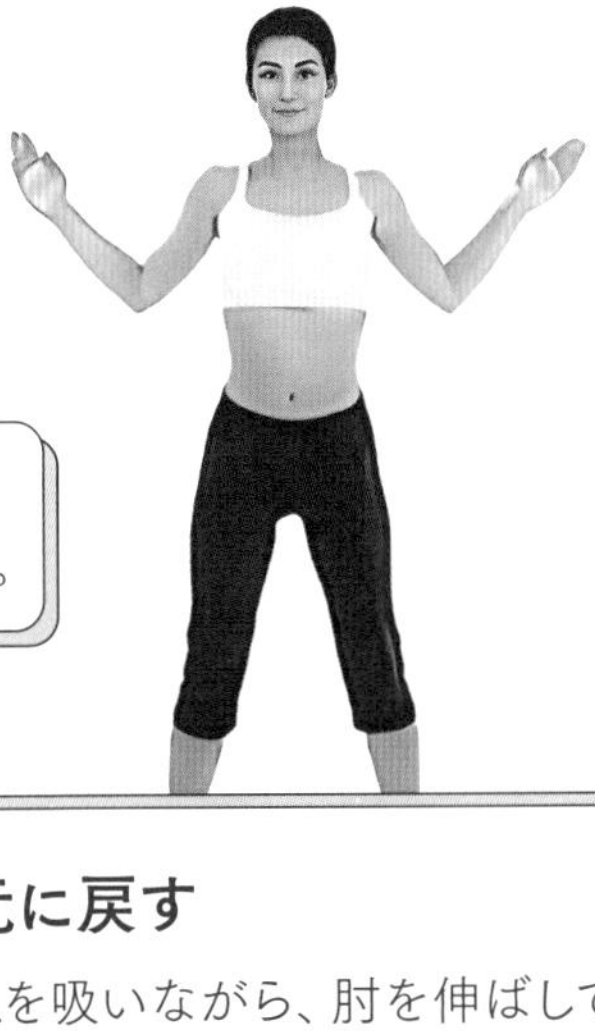

1～3を10回
繰り返します。

3 元に戻す

息を吸いながら、肘を伸ばして、ゆっくりと元の姿勢に戻します。

鎖骨マッサージ

胸郭出口症候群になる前に鎖骨まわりをケアすることが大切です。お風呂上がりなどに、デコルテラインが開いた状態でマッサージすると効果的です。

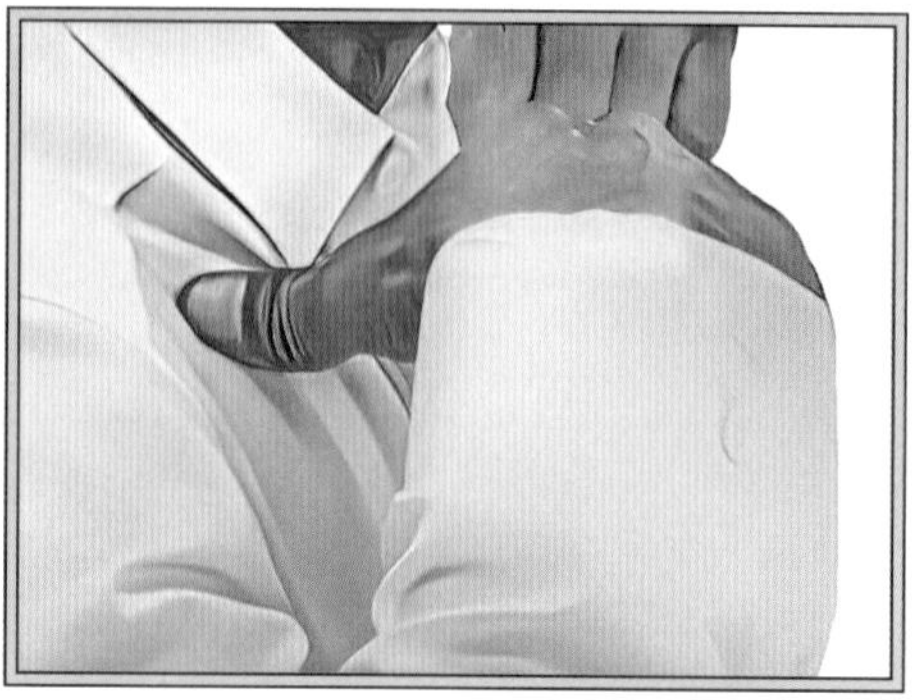

1 鎖骨の下を外側に押す

親指を使って鎖骨の下を外側へゆっくりと押します（鎖骨に沿って親指で押す位置をずらしながら少しずつ外側へ）。

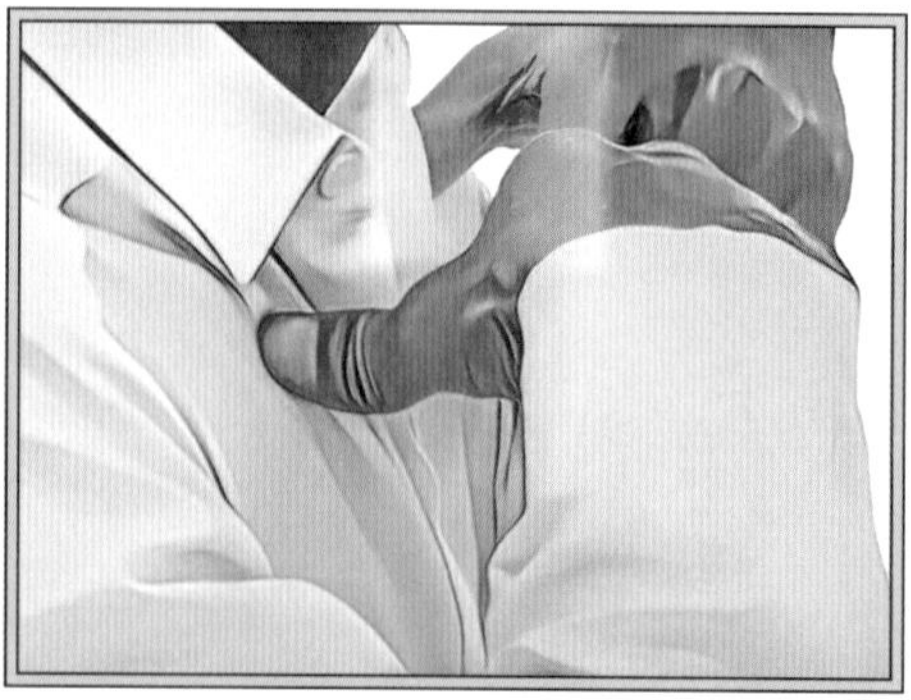

2 鎖骨の下を内側に押す

親指を使って内側へゆっくりと押します。

尺骨周辺マッサージ

手首から肘の間の前腕部内側の尺骨まわりを刺激して神経を圧迫する要因を取り除きます。親指の腹を使って、肘関節、腕の筋肉に刺激を与えて肘部管症候群を予防します。

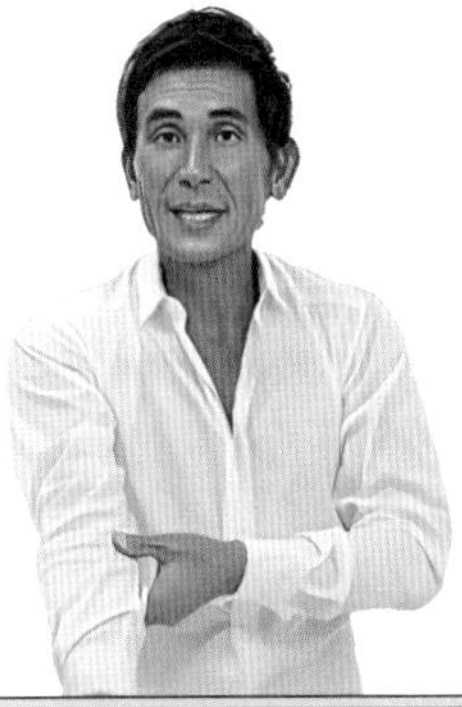

1 尺骨の内側を押す

親指の腹を使って、肘から手首に向かって前腕の内側の骨回りをゆっくりと押します。手首まで来たら元に戻します。

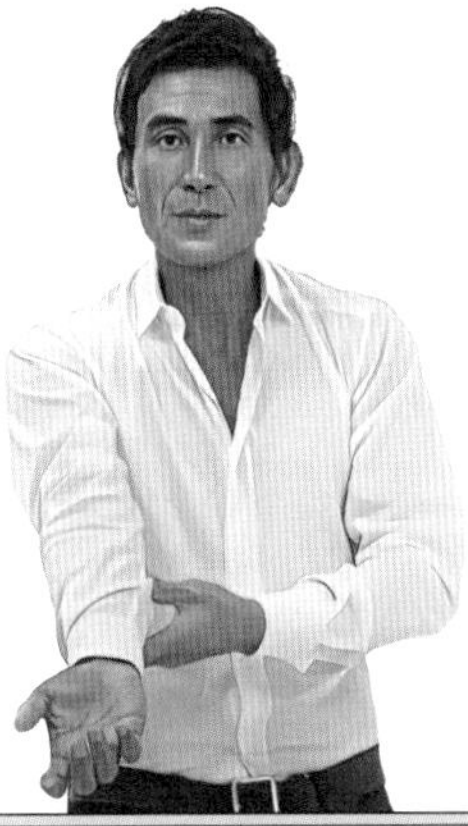

2 尺骨の外側を押す

1で押した位置よりもさらに外側をゆっくりと押します。反対の腕も同様に行います。

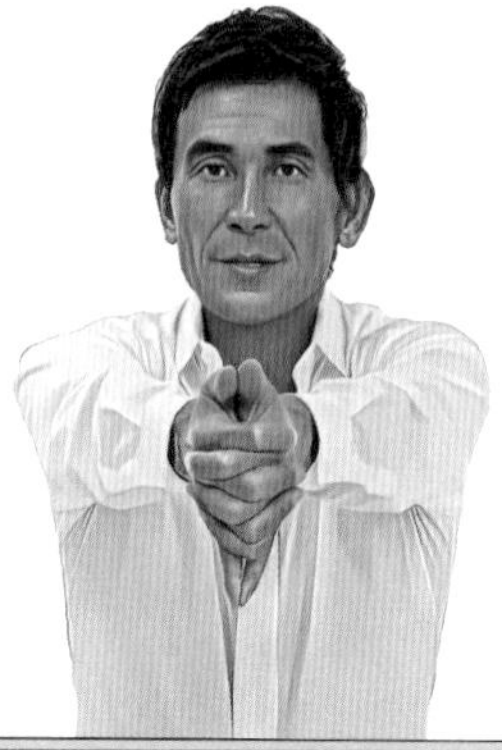

3 両手でアロハのポーズ

指圧が終わったら、両手でアロハのポーズをつくって組み合わせます。

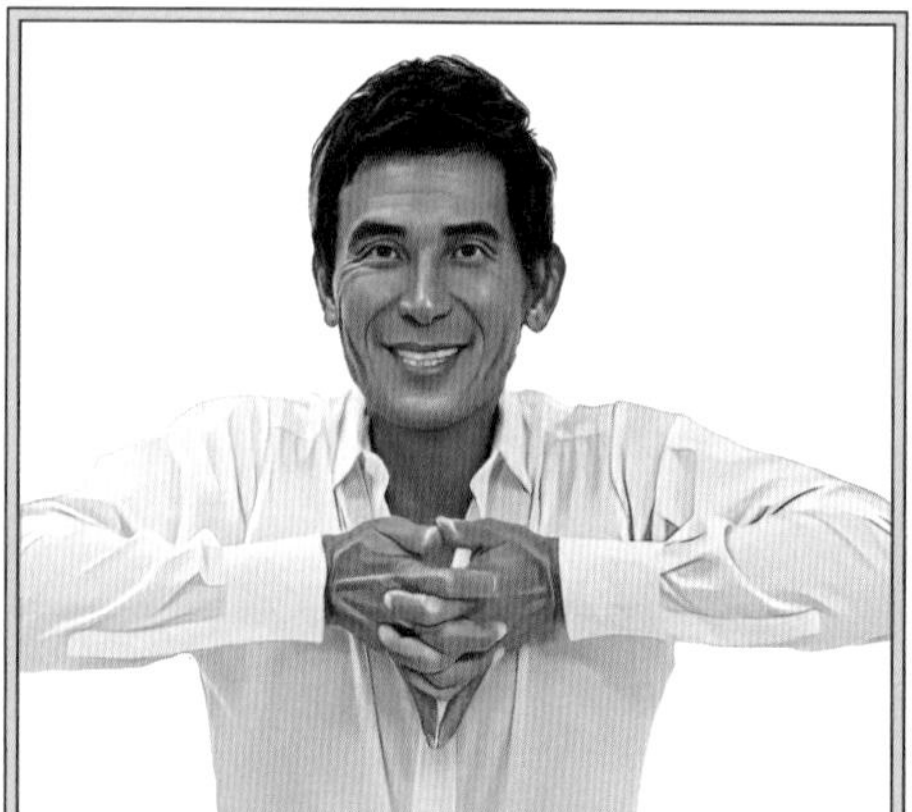

4 両手を引き寄せる

両手を組み合わせたまま胸に向けて引き寄せます。

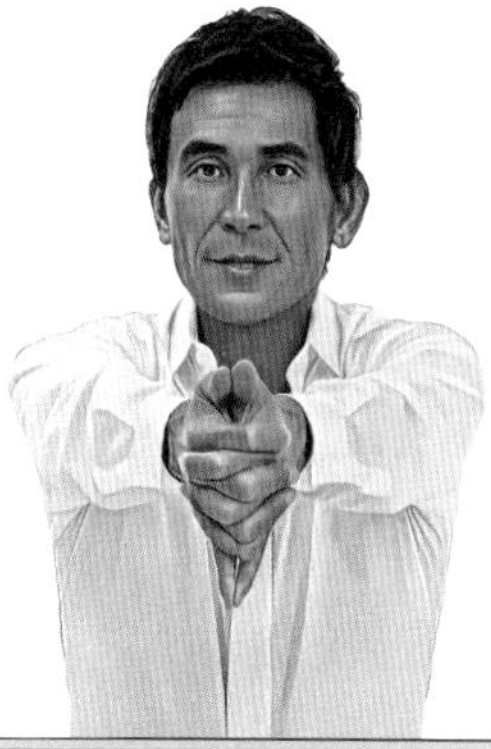

5 元に戻す

元の位置に戻します。

3～5を5回繰り返します。

手のひら（手根管）マッサージ

手根骨周辺を刺激します。手首にある手根管で神経が圧迫されて、しびれや手の炎症が起こる手根管症候群の予防になります。

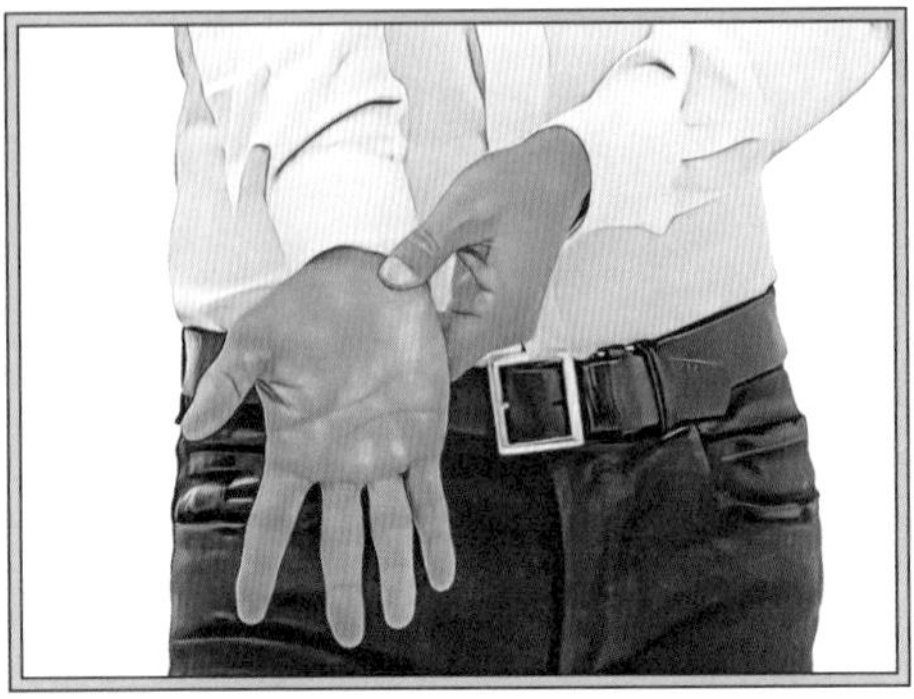

1 手根骨周辺を指圧

薬指の延長線上と手首のシワが交差する部分のまわりにある手根骨周辺を10秒程度、親指の腹で指圧します。

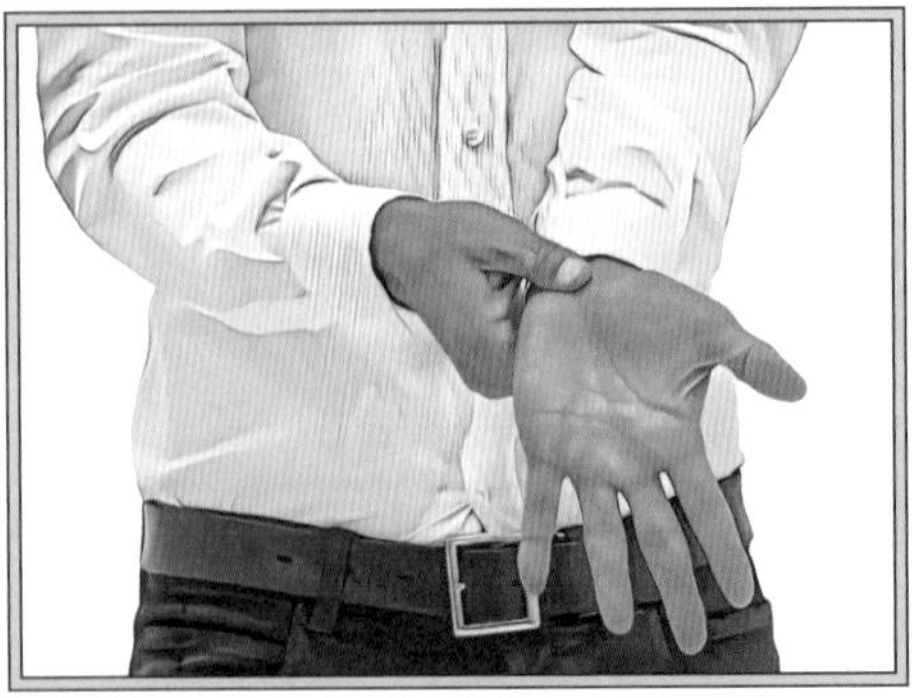

2 反対も同様に

反対の手根骨周辺も同様に指圧します。

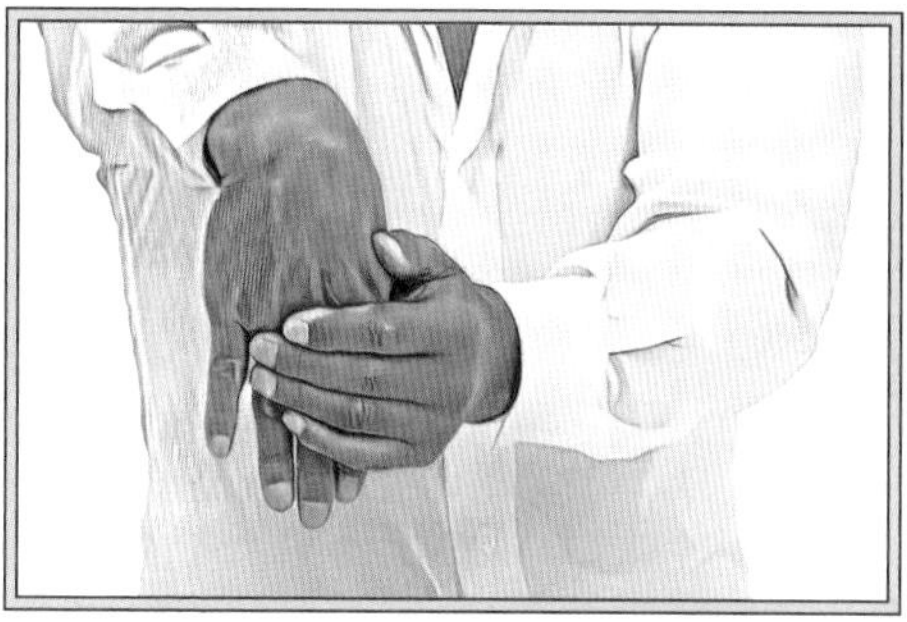

3

手首まわりを
前に伸ばす

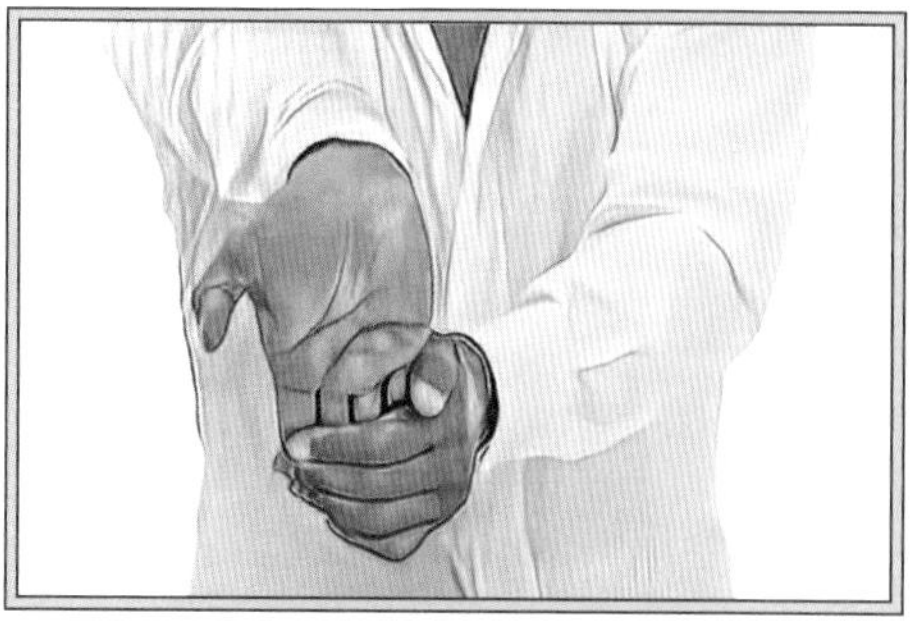

4

後ろに伸ばす

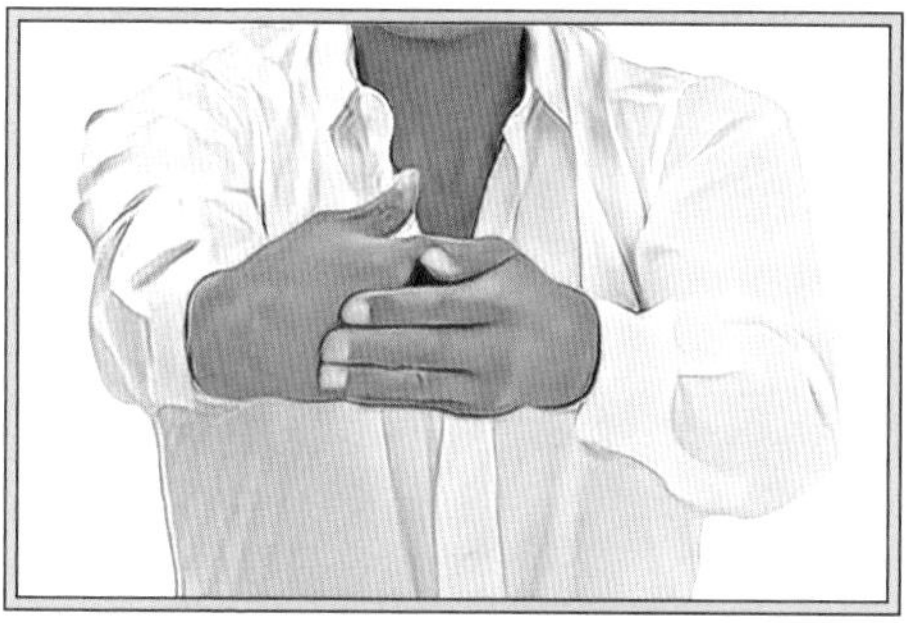

5

横に伸ばす

反対の手首も同様に。

肩こり解消①

肩甲骨周辺筋群と背中を刺激して血行を良くして肩こりを解消します。肩甲骨まわりには脂肪を燃焼する褐色脂肪細胞があります。リンパの流れも良くなり冷え、むくみも改善します。

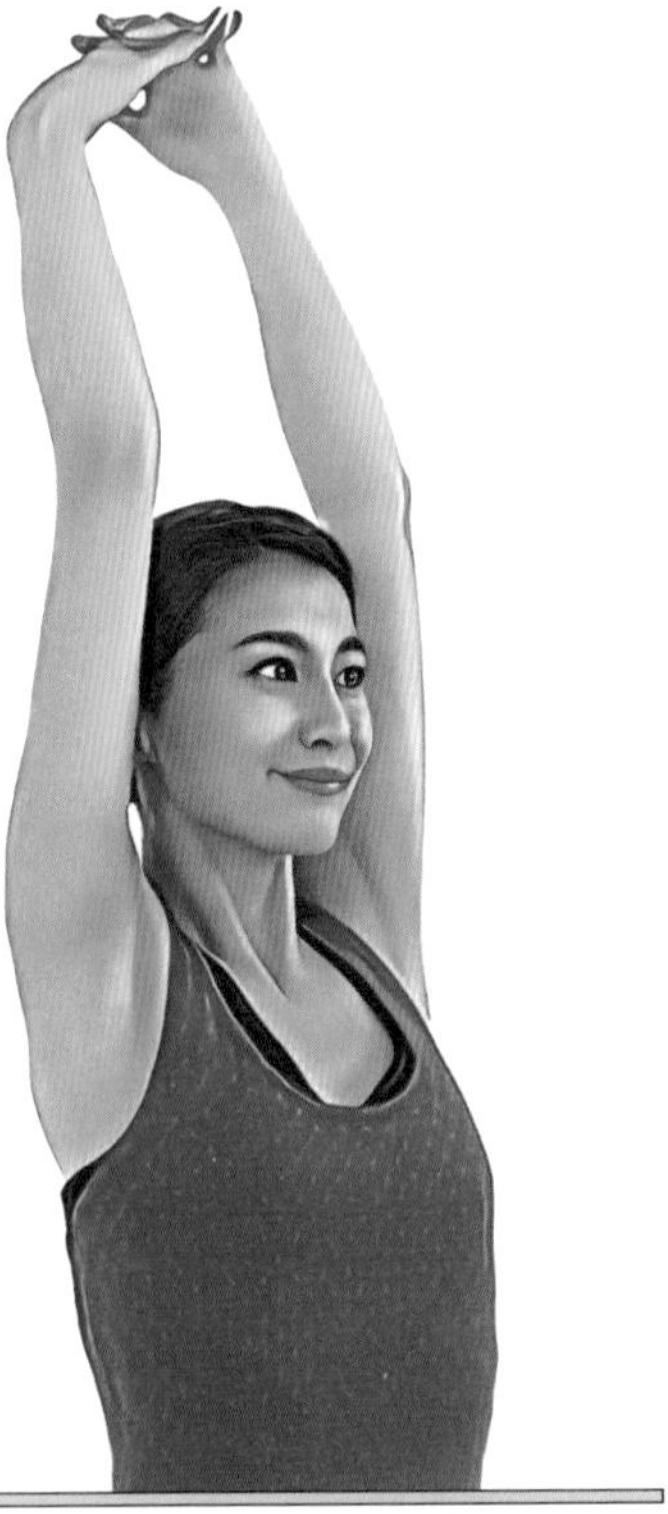

1 手を組んで腕を伸ばす

両手の親指と小指を立てた状態（アロハのポーズ）で手を組み、両ひじを伸ばしたまま頭上に持ち上げます。

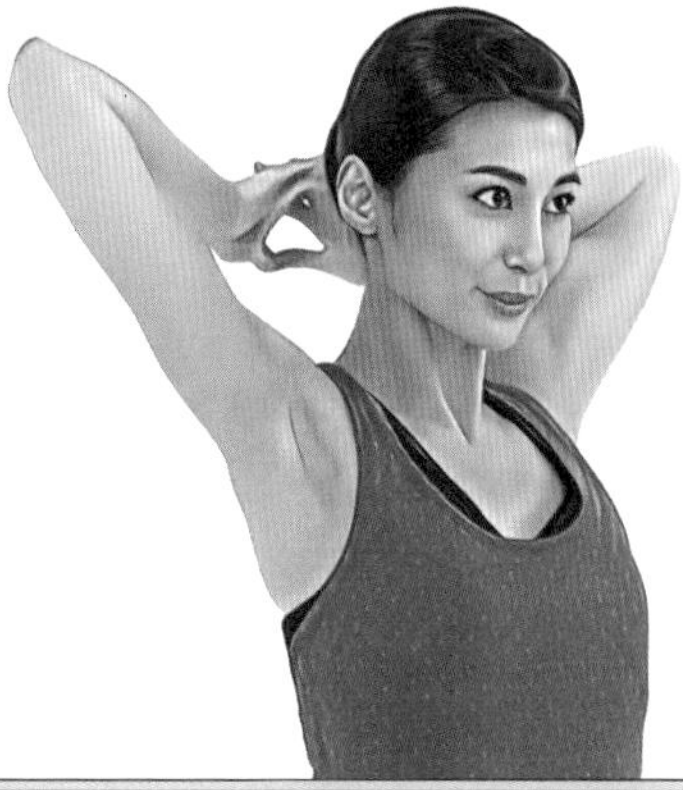

2 手を首の後ろに下ろす

息を吐きながら、両ひじを曲げながら、手を首の後ろまで下ろします。

1～3を10回
繰り返します。

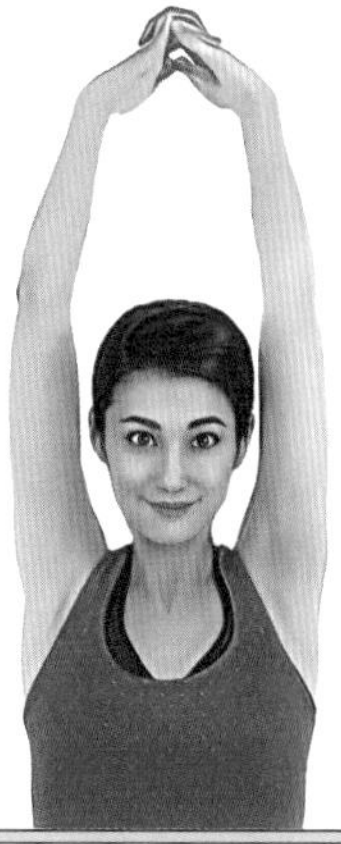

3 元に戻す

息を吸いながら、ゆっくりと元の姿勢に戻します。

肩こり解消②

腕を引き寄せることで肩全体の血流を改善して肩こりを解消します。小指と親指を立てると、こぶしの力が抜けて肩周辺を刺激しやすくなります。二の腕の引き締め効果も期待できます。

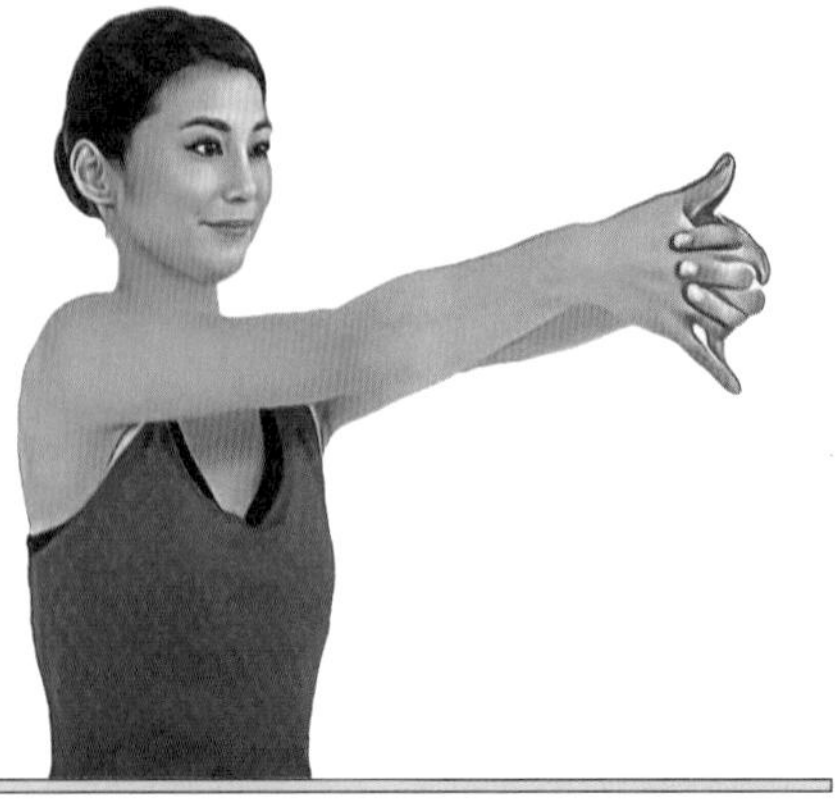

1 手を組んで腕を伸ばす

両腕を胸の前でまっすぐに伸ばして、アロハのポーズで手を組みます。

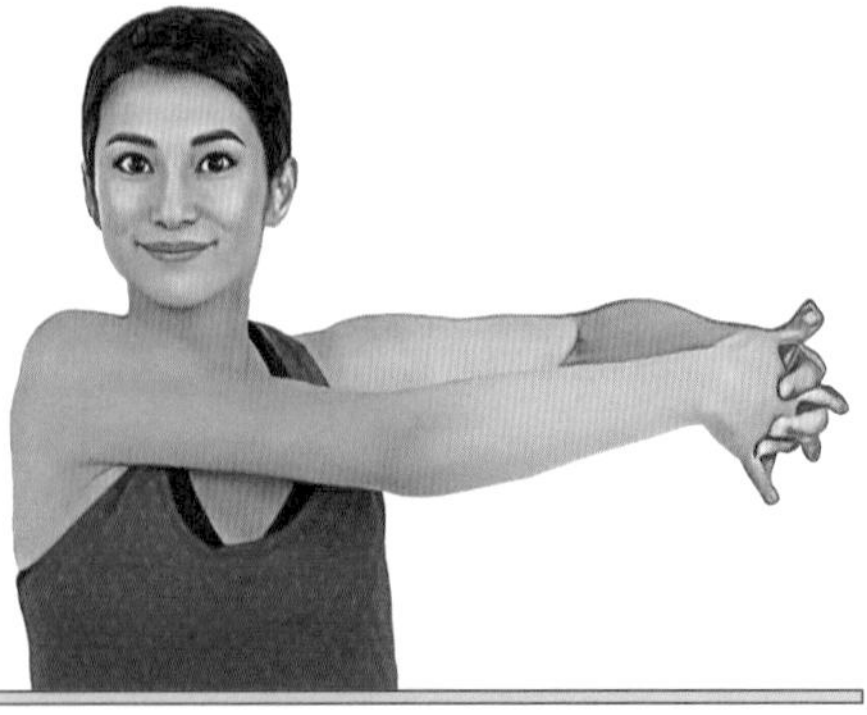

2 組んだ腕を後ろへ

息を吐きながら、片方の肘は曲げずに伸ばしたまま、反対の肘を曲げて後ろへひきます

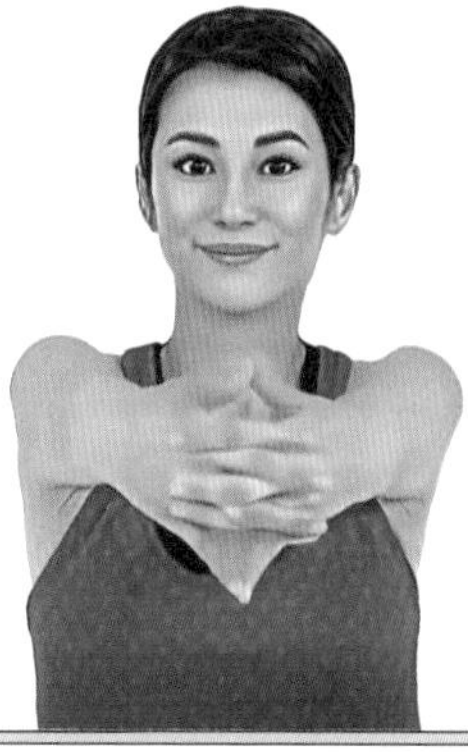

3 元に戻す

息を吸いながら、ゆっくりと元の姿勢に戻します。

1～4を10回
繰り返します。

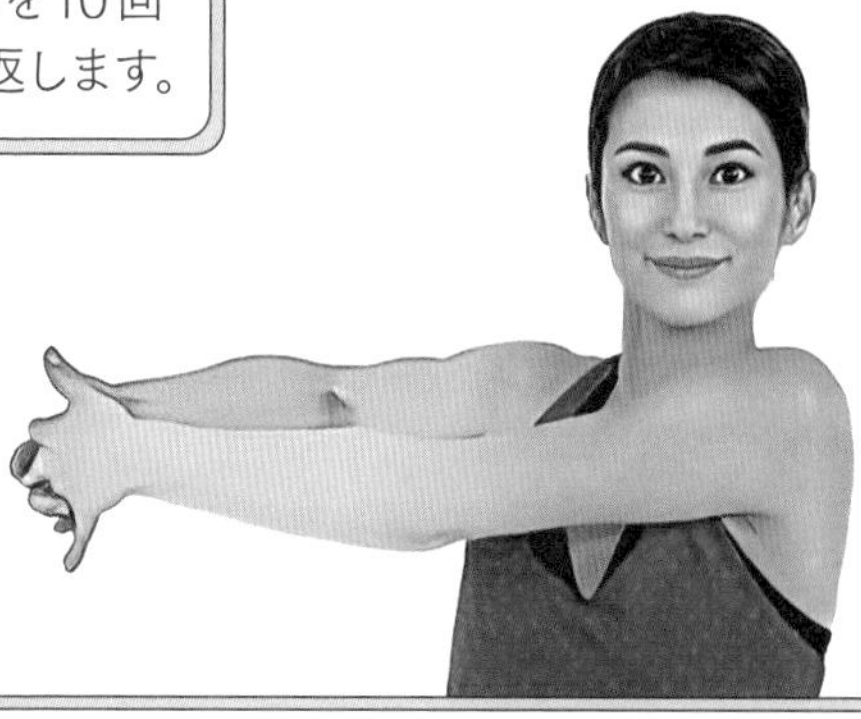

4 反対の腕も後ろへ

反対の腕も同様に行います。

肩こり解消③

肩甲骨まわりの筋肉をゆるめて肩こりを解消します。また、リンパの流れを良くして血流を改善します。左右の肩甲骨を中央に寄せるように意識して呼吸を止めずに行いましょう。

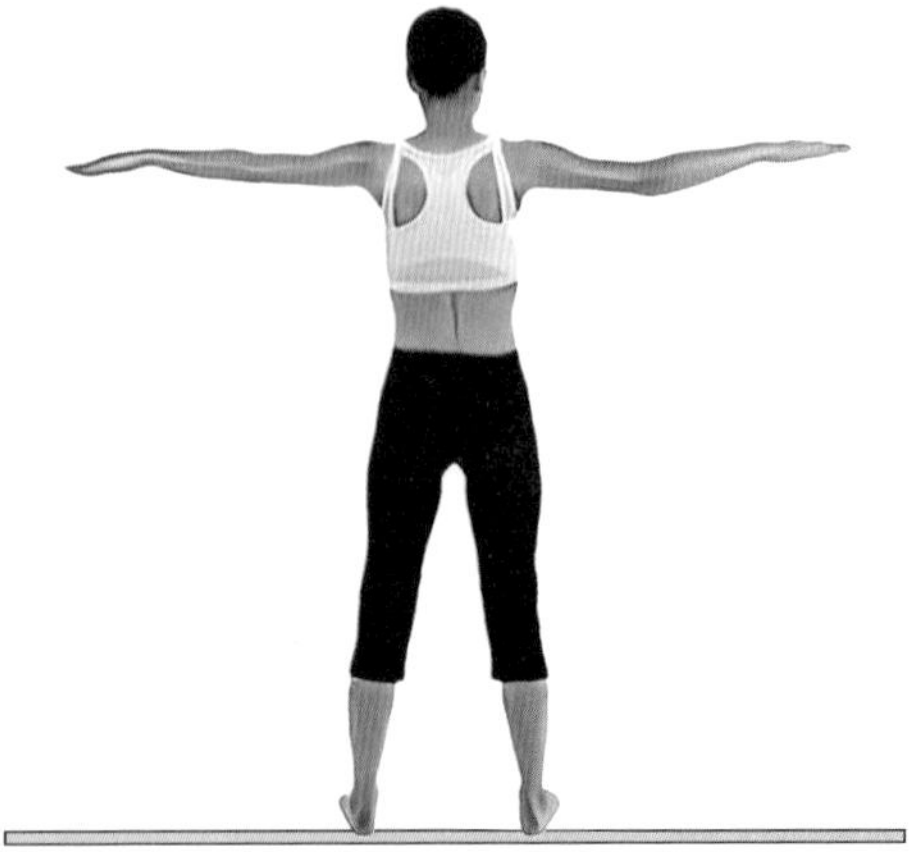

1 両手を横に伸ばす

背筋を伸ばし、脚を肩幅より少し広めに開いて立ちます。両手を肩の高さでまっすぐ横に伸ばします。

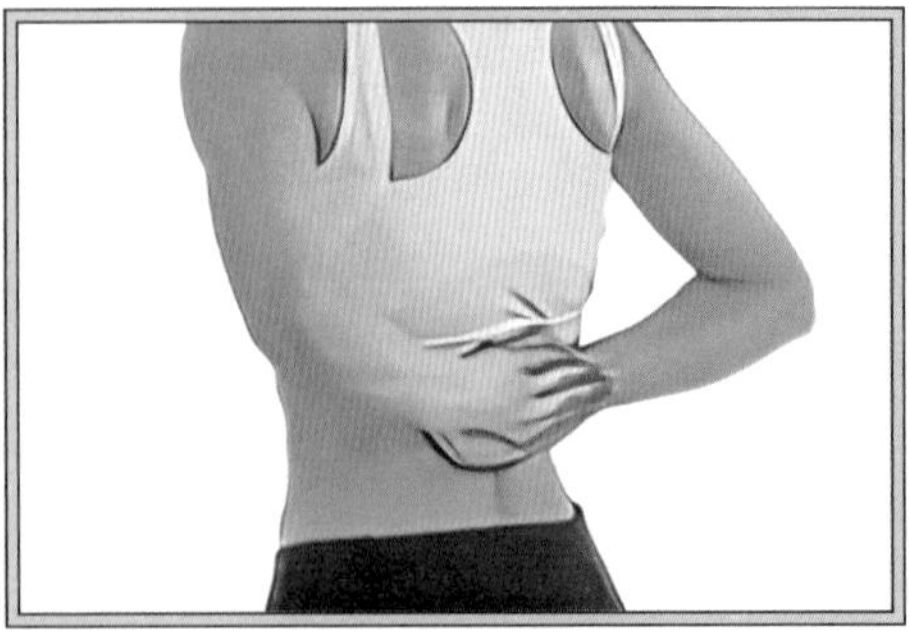

2 両手を背中の後ろに

息を吐きながら、腕の位置が下がらないように意識しながら両手を背中の後ろにまわし、手のひらを腰の位置で合わせます。

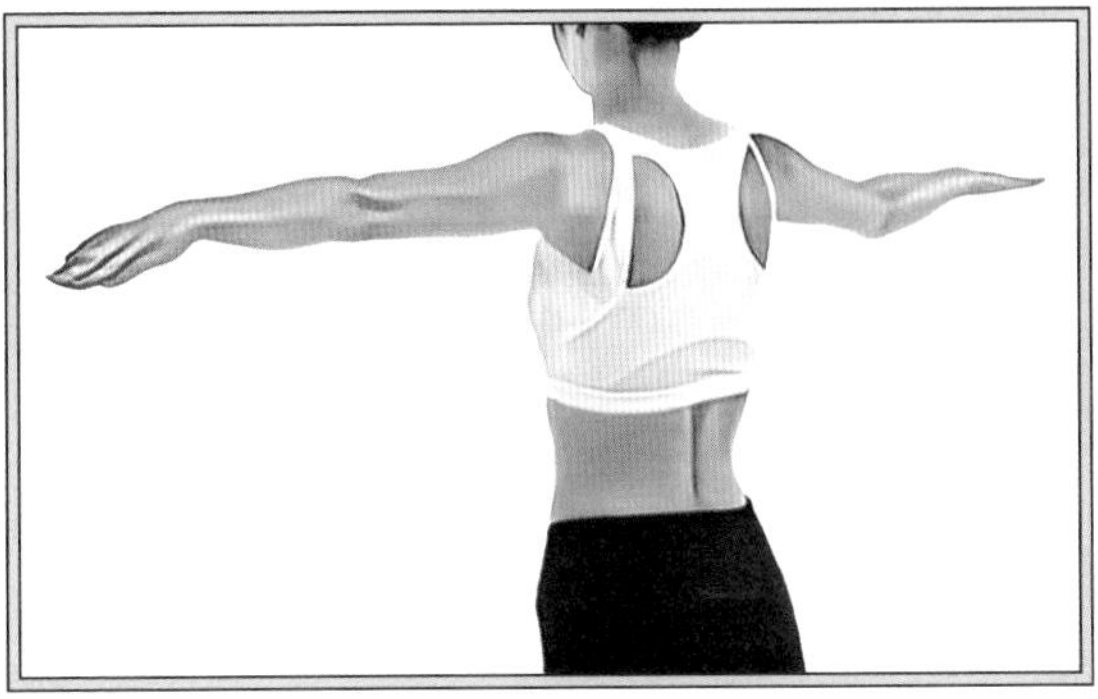

3 元に戻す

息を吸いながらゆっくりと両手を肩の高さでまっすぐ横に伸ばし元の位置に戻します。

1～4を10回
繰り返します。

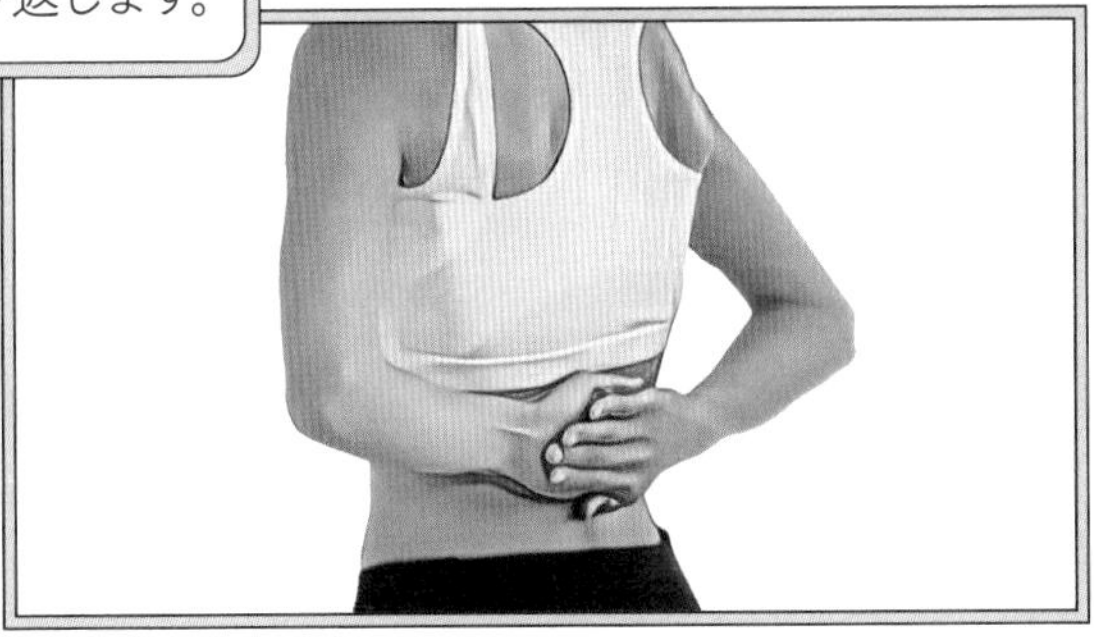

4 両手を背中の後ろに

息を吐きながら、腕の位置が下がらないように意識しながら両手を背中の後ろにまわし、②と反対の手のひらを腰の位置で合わせます。

腋窩リンパケア

全身のリンパ節約600ヶ所の半分は胸から上にあります。鎖骨と脇のリンパの流れを促進して全身の体液のめぐりを良くします。体全体の疲労が回復します。ゆっくり行いましょう。

セルフチェック

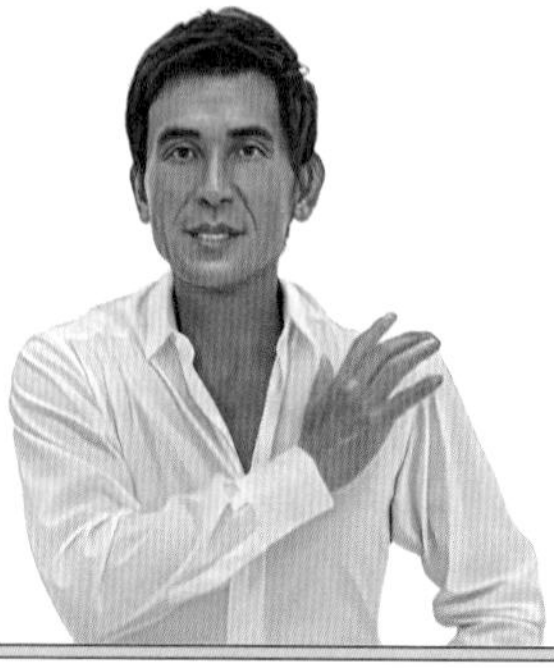

1 鎖骨の下を親指の付け根で、肩先に向かってトントントントンと軽くたたきます。

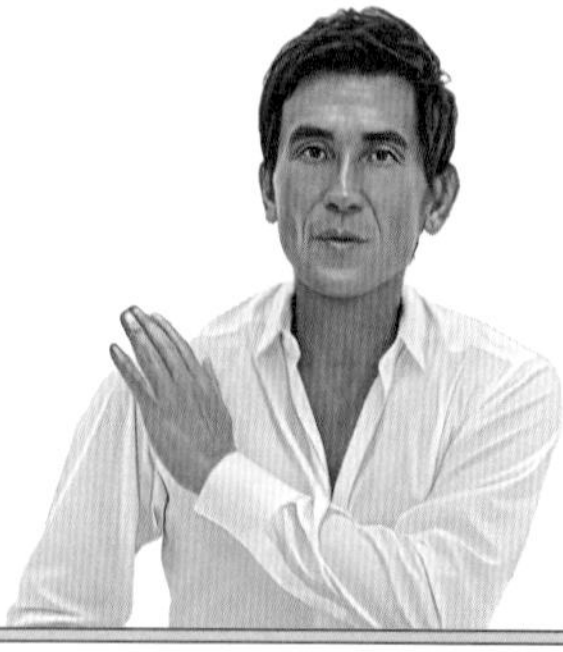

2 反対側も同様に行います。

左側が張っている場合は初期疲労、右側は慢性疲労です。

腋窩リンパケア

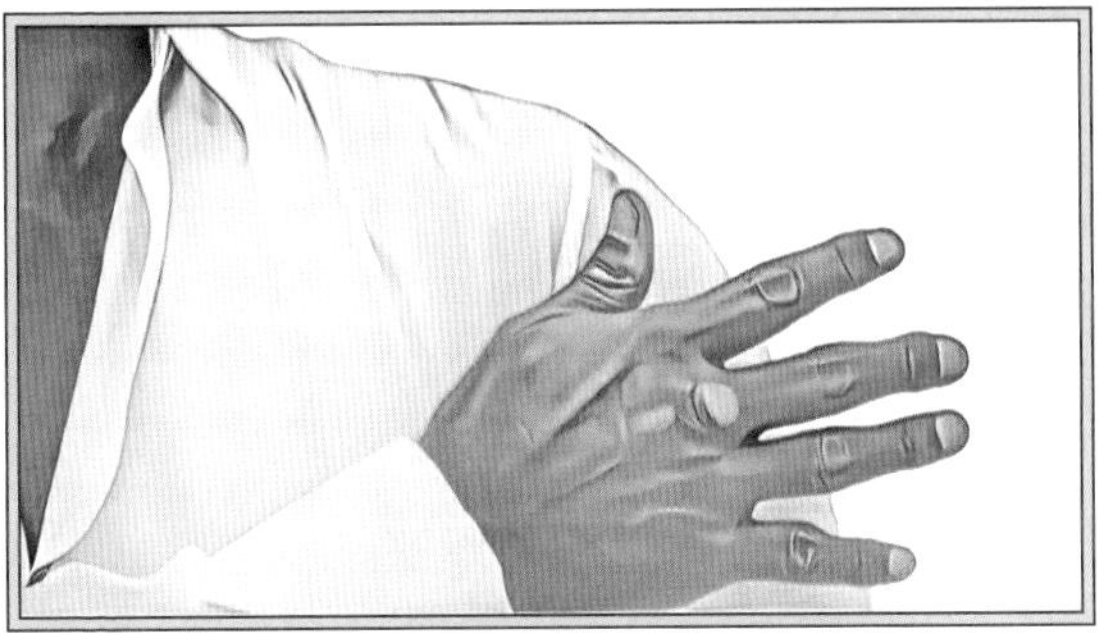

1 鎖骨の下をなでる

鎖骨の下を、手のひらを使って肩先に向かって30秒を目安にゆっくりとなでます。

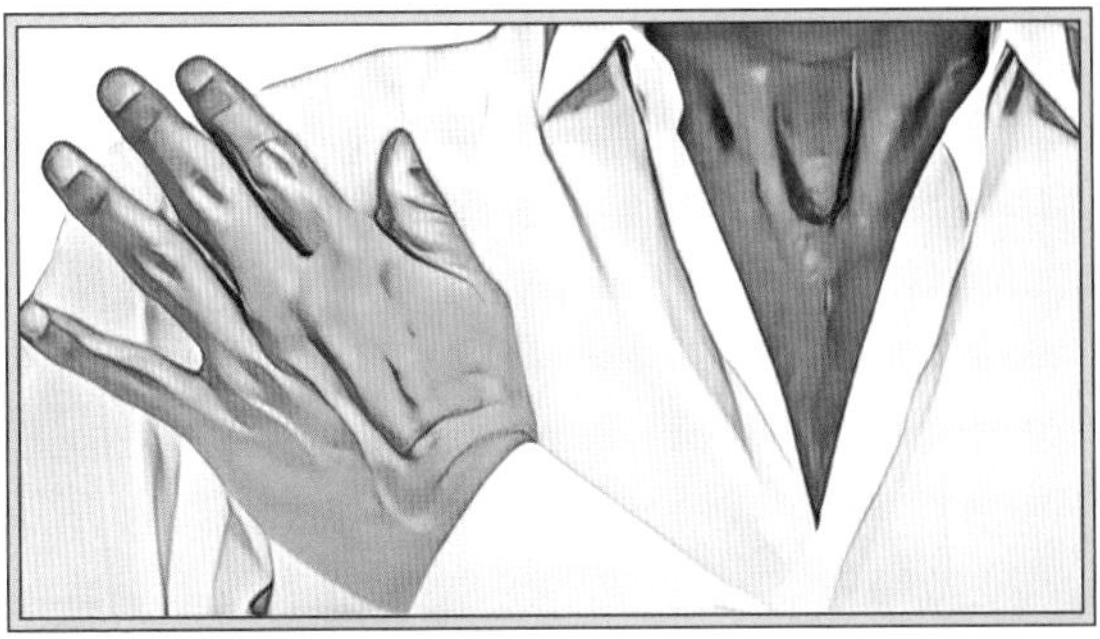

2 反対も同様に

反対側も同様に行います。

頸部リンパケア

顔のむくみやくすみの原因となる余分な老廃物や水分は首を通って出口に向かいます。副鼻腔炎、花粉症、唾液不足などの不調を改善する粘膜系に効果が期待できます。

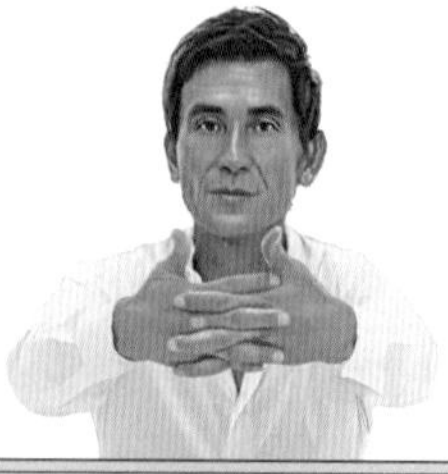

1 両手を組む

両手を組んで親指を立てます。

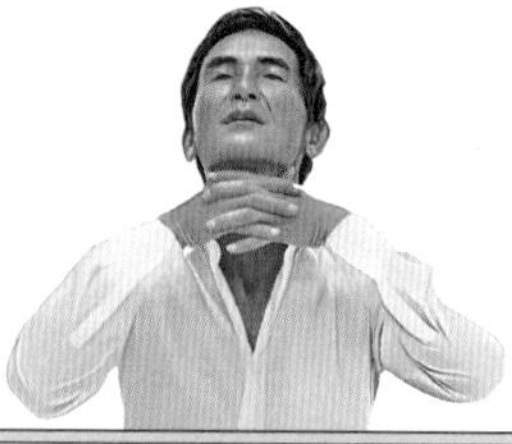

2 親指をあごの下に

親指の腹をあごの下にあてます。

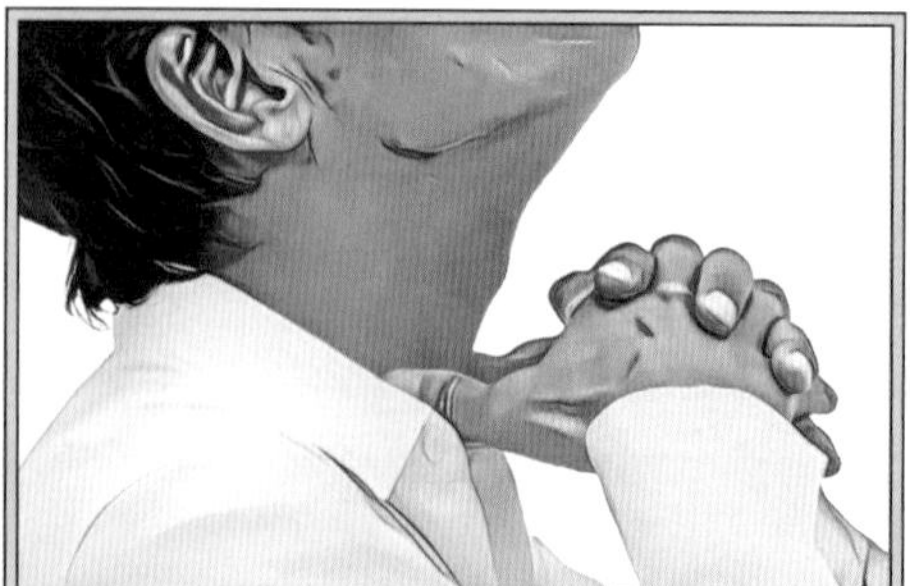

3 親指をなで下ろす

首筋にそって鎖骨までゆっくりと5回なで下ろします。

後頭部リンパケア

首の後ろのリンパを流すことにより体液のめぐりを良くします。人は1日に物事を約6万回考えます。後頭部の老廃物を刺激してひらめきを促進しましょう。スマホ首も解消されます。

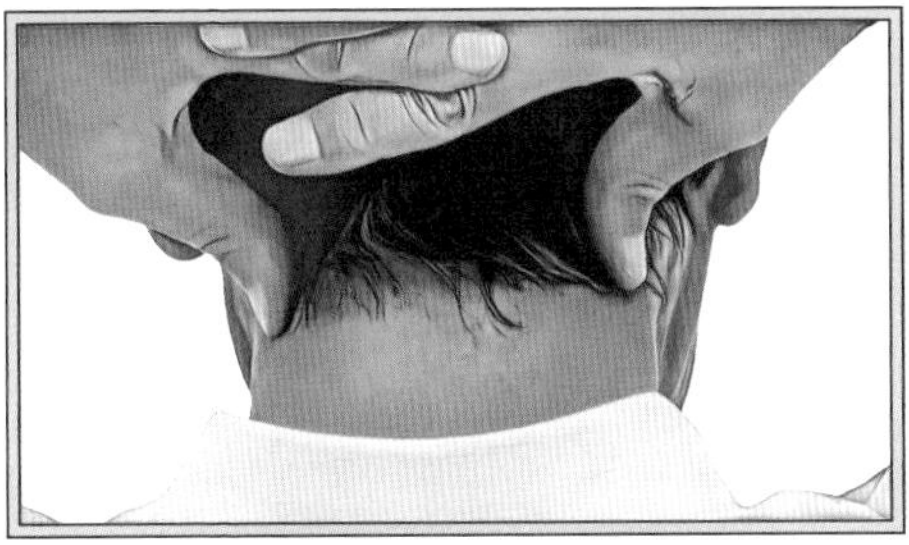

1 親指を髪の生え際に

両手を組んで親指を立て、髪の毛の生え際にあてます。

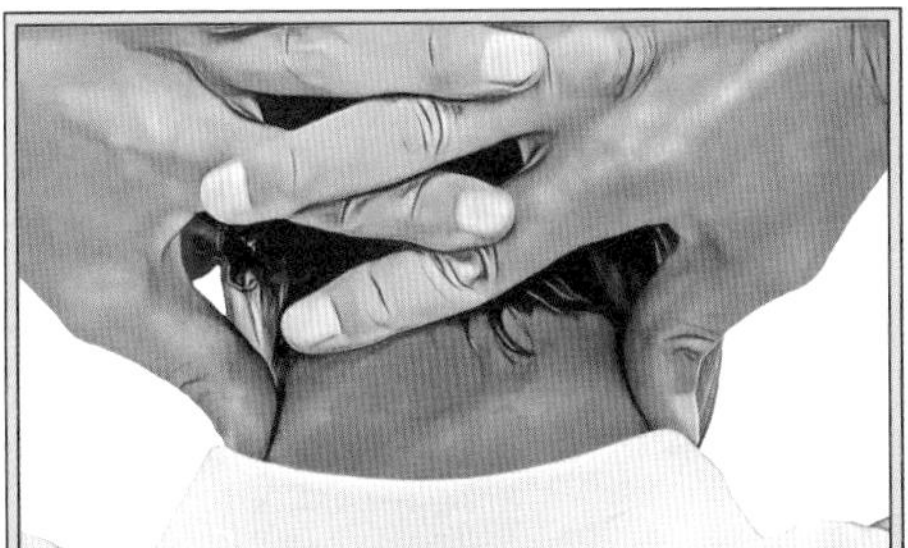

2 ゆっくりなで下ろす

肩口までゆっくりと5回なで下ろします。

体液めぐり法①（仙骨）

脳でつくられた脳脊髄液は頭から仙骨を循環しています。仙骨とは骨盤の中央にある背骨の土台となる骨。両足を上下に動かして股関節周辺の筋肉を刺激し体液のめぐりを良くしましょう。

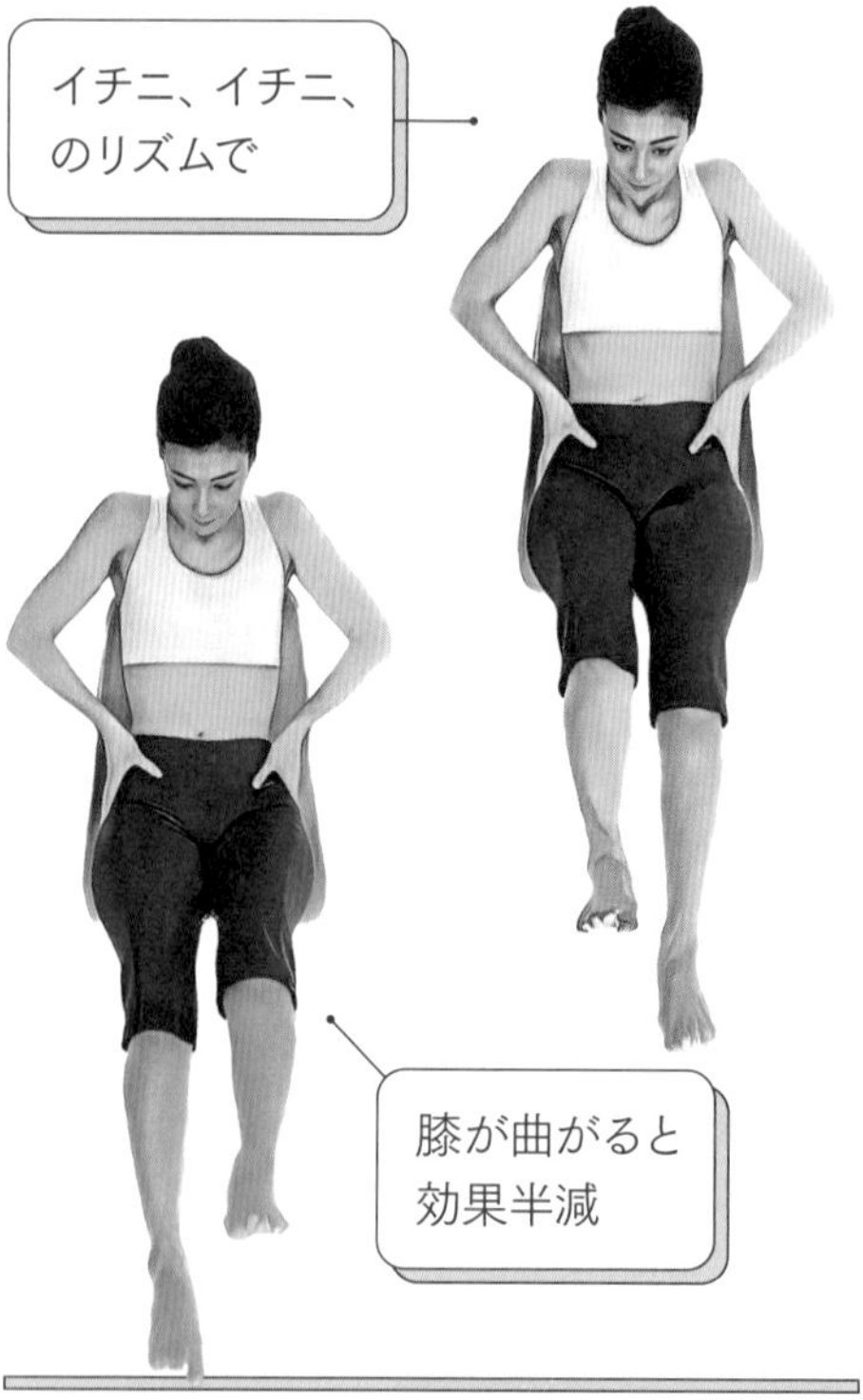
イチニ、イチニ、のリズムで
膝が曲がると効果半減

1 両足を上下させる

両足を持ち上げて交互にパタパタと上下させます。

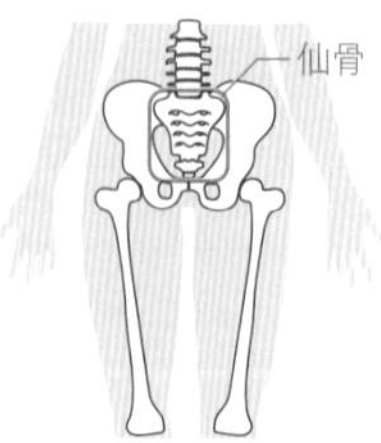

仙骨の位置を整える

股関節まわりの筋肉、とくに大腰筋を刺激して仙骨の位置を整えます。

体液めぐり法②（首）

首の可動域を広げて体液の循環を促進します。首の第一頸椎には脳に異物を入れないためのフィルター機能があります。脳脊髄液の流れが良くなると血液やリンパの流れも改善します。

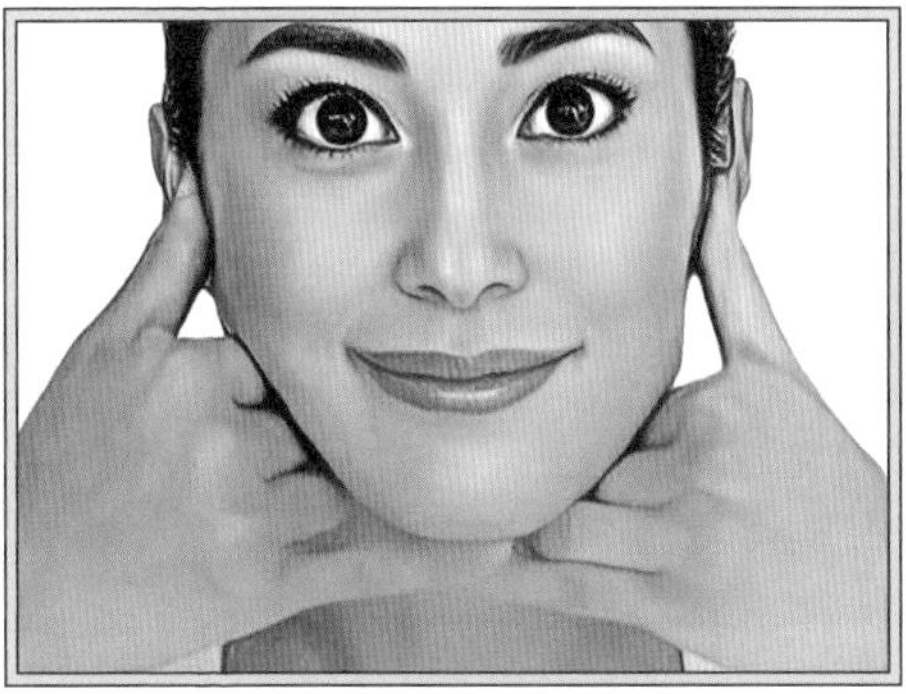

1 両手を顔に固定

両手の親指と小指を立てた状態で、両手の親指を耳の下、小指をあごの下にセットして、しっかりと固定します。

1～2を5回繰り返します。

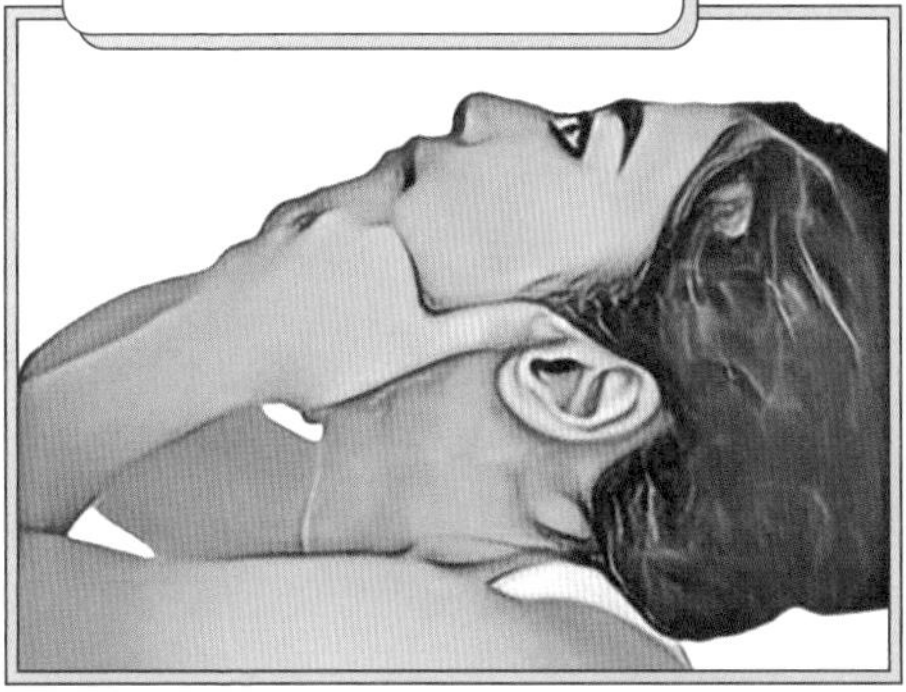

2 あごを上に

両手で固定しながら、あごを前に突き出してから、少しずつ上方に上げていきます。

体液めぐり法③（首・肩まわり）

首まわりの筋肉をほぐして、首こり、肩こりなどの不調を解消します。頸椎には脳や神経を守る重要な役割があります。呼吸を止めずにリラックスして行いましょう。

1

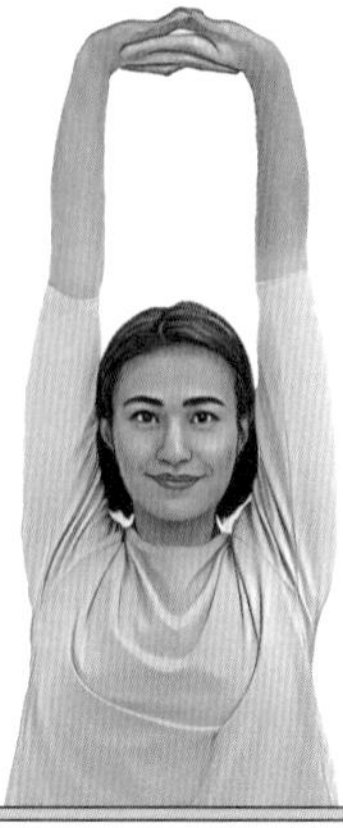

両手を組んで上に伸ばす

2

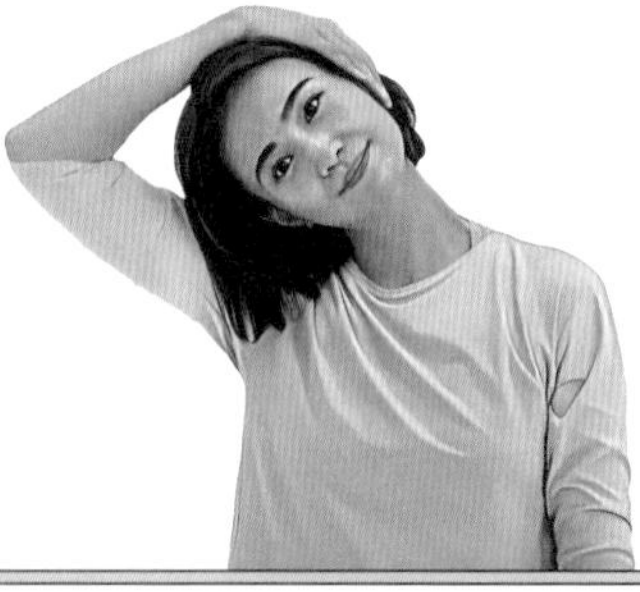

首を横にたおす

3

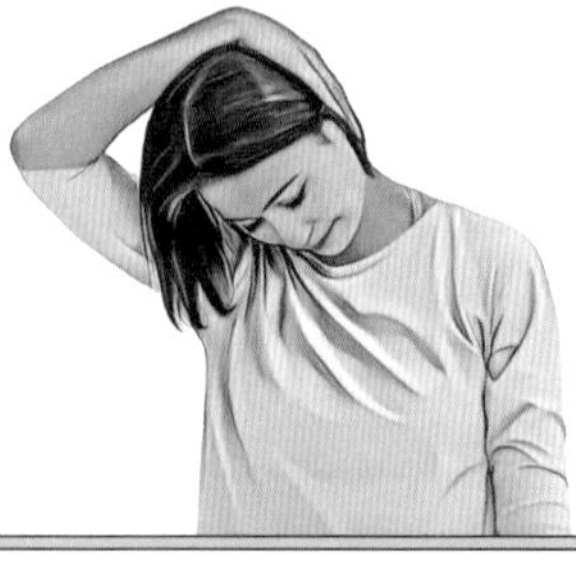

斜め前にたおす

4

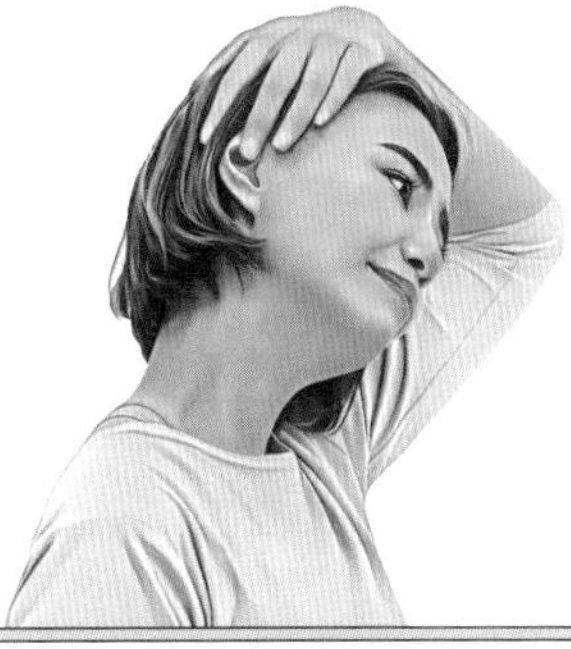

反対の首も横にたおす

5

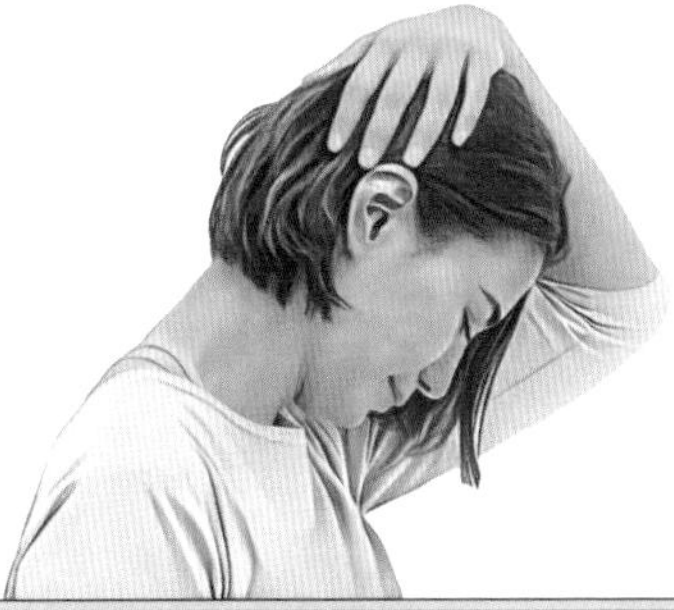

斜め前にたおす

6

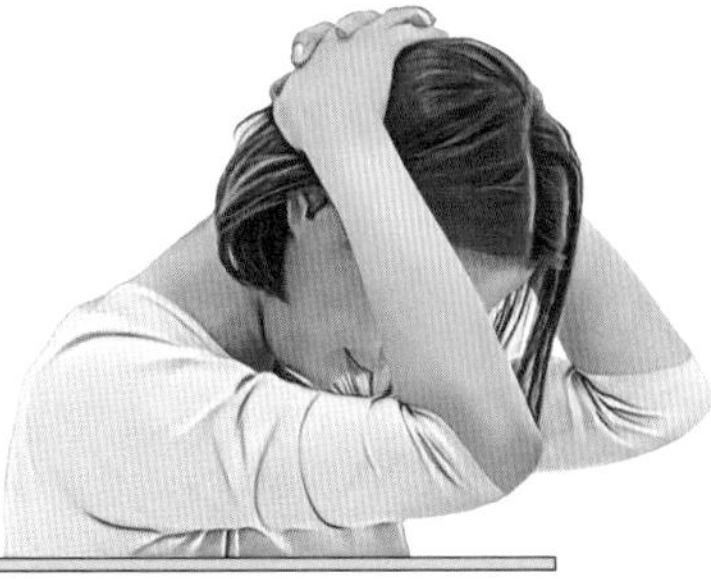

両手を組んで前方向にたおす

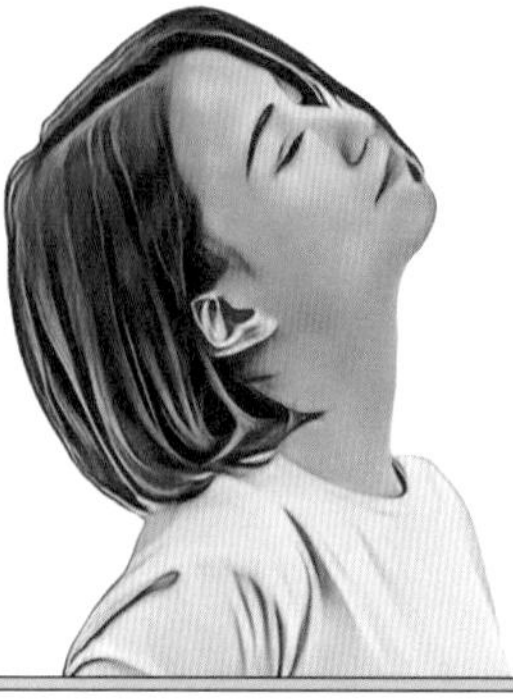

7

首をまわす

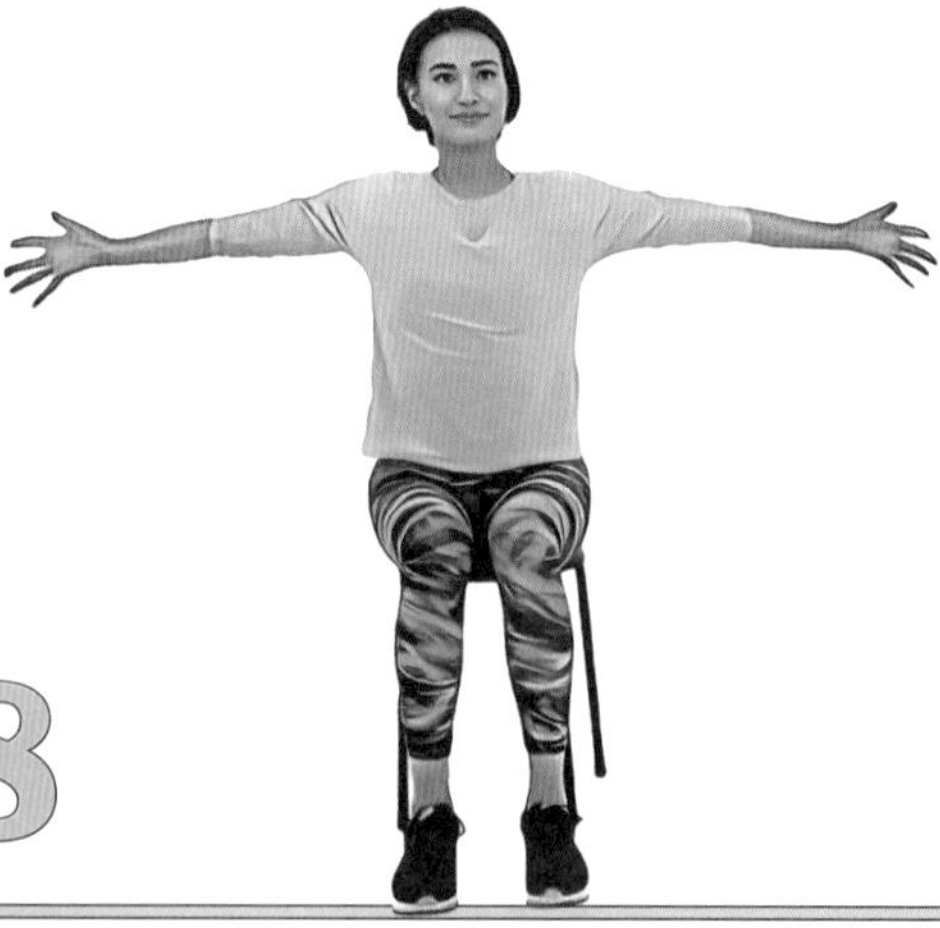

8

深呼吸を3回する

・時計、ネクタイ、ベルトなど体を締めつけるものは、ゆるめて行いましょう。
・大きくゆったりと呼吸をしながら行いましょう。
・お昼休み、お風呂上がり、眠る前に継続して行うと効果的です。

頭蓋骨縫合ケア①（矢状縫合）

左右の頭頂骨のつなぎ目、矢状縫合のケアです。交感神経から副交感神経に切り替えて、リラックス効果、不眠症解消の効果が期待できます。

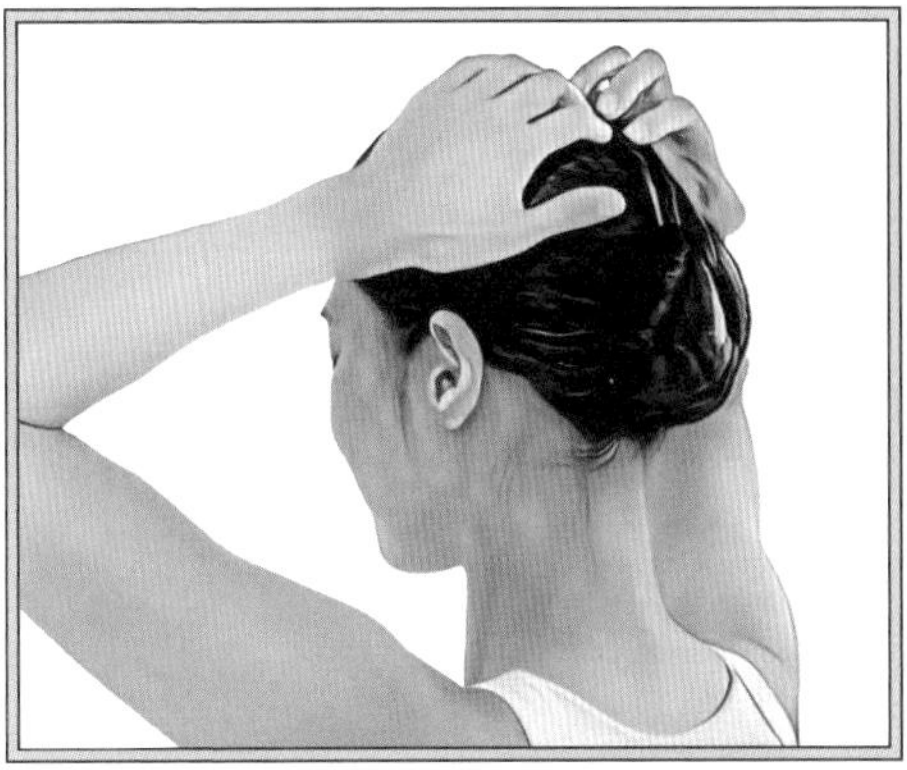

1 4本の指を頭頂部に

耳からまっすぐ上の頭頂部に両手の4本の指を添えます。

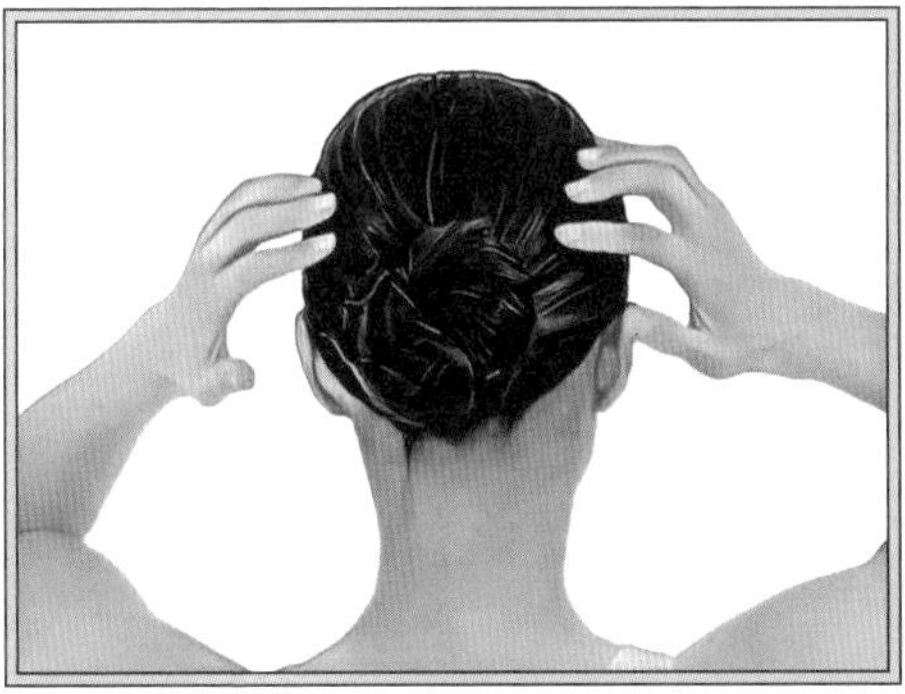

2 左右に開き下ろす

矢状縫合（左右の頭頂骨）を左右に開くイメージで両手の指を押し当てながら左右にゆすります。

頭蓋骨縫合ケア②（鱗状縫合）

側頭骨と頭頂骨のつなぎ目、鱗状縫合のケア。緊張性頭痛、偏頭痛、群発性頭痛など慢性的に起こる頭痛や不定愁訴の改善効果が期待できます。

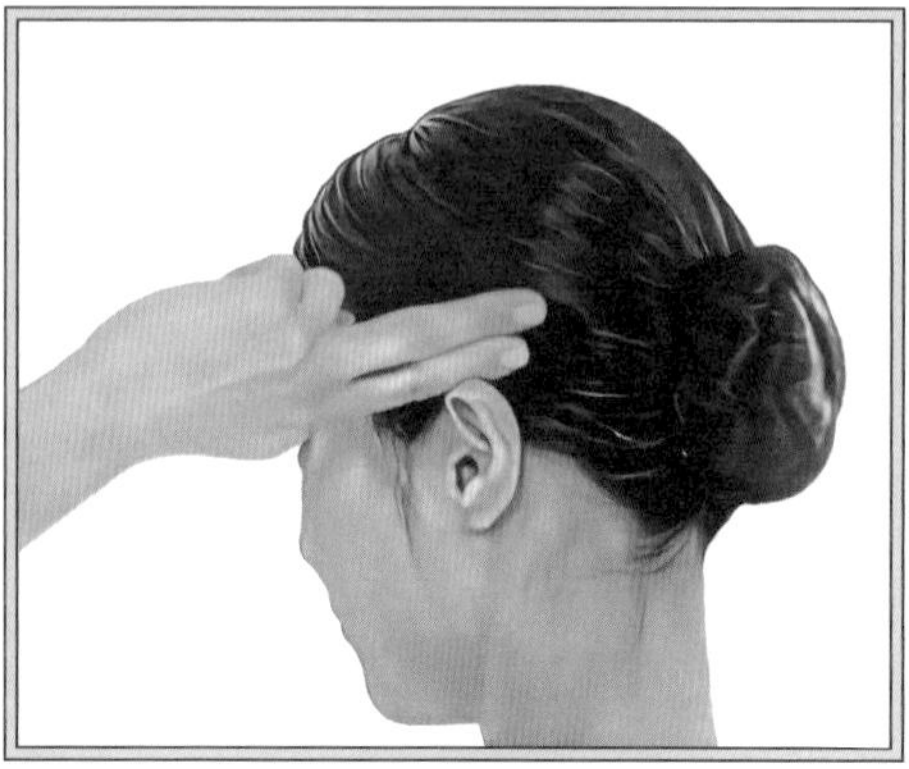

1 耳の上、指２本分に

耳の上より指２本分の位置を確認します。

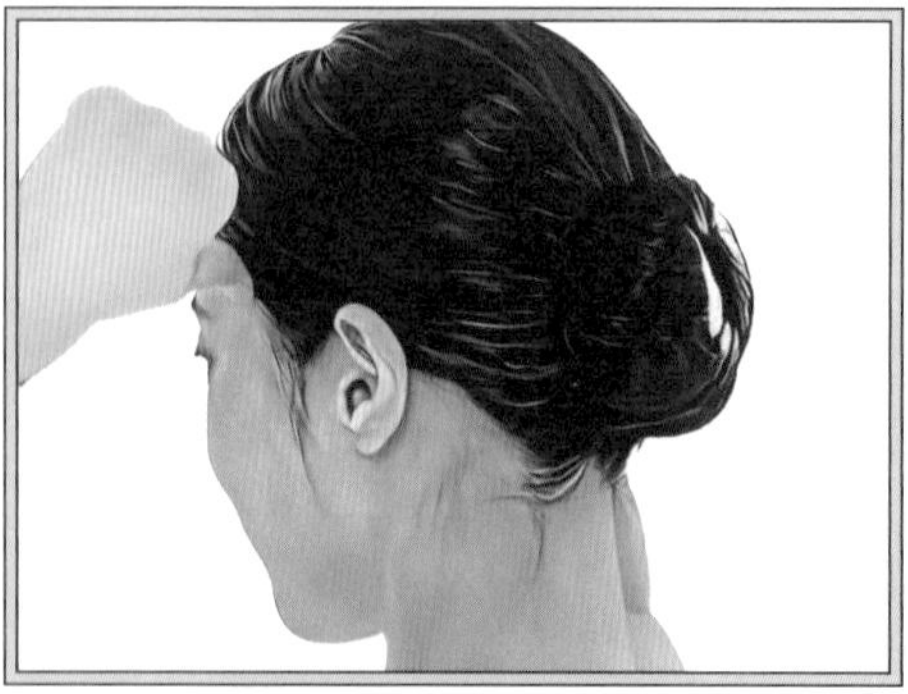

2 親指の腹をあてる

両手の親指の腹をこめかみにあてます。

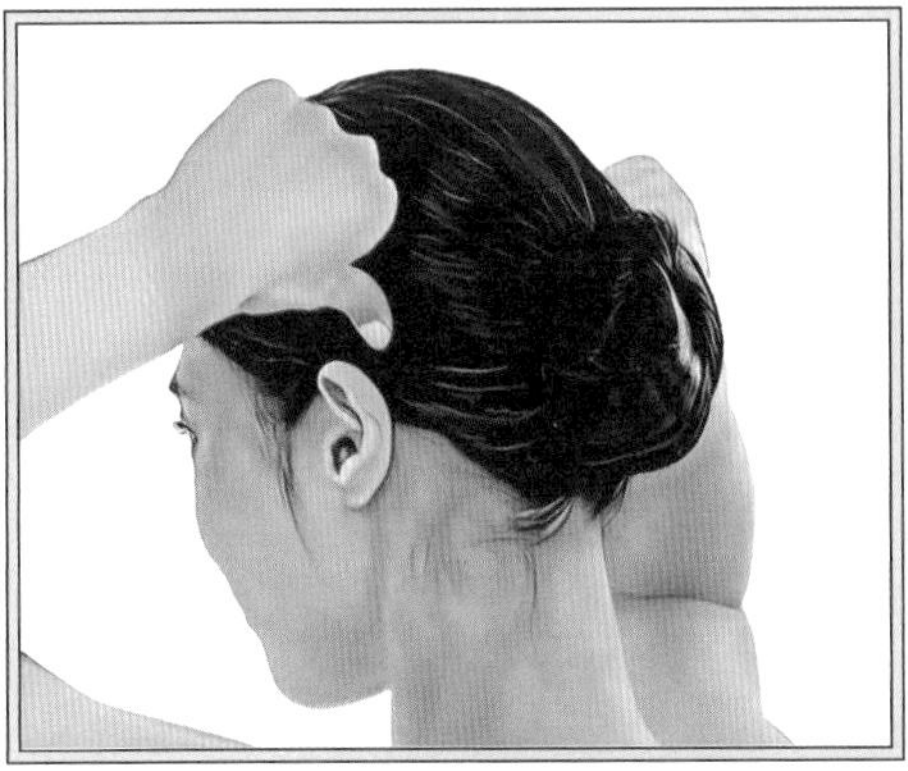

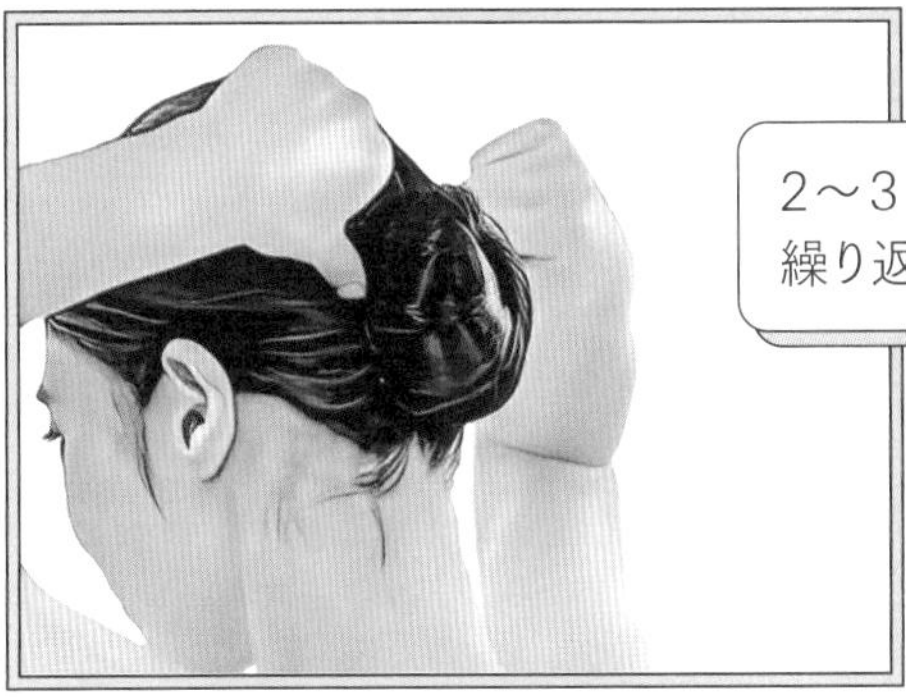

2～3を5回
繰り返します。

3 親指でゆっくりと押す

鱗状縫合（側頭骨と頭頂骨のつなぎ目）を後頭部に向かってゆっくりと親指で押します。

- 気持ち良い程度の強さで行います。
- ゆっくりと結合の部分を意識しながら行うと効果的です。
- 呼吸は止めずに行いましょう。

表情筋ケア①（あごまわり）

スマートフォンやパソコンを長時間使用すると無表情になりがちです。意識的に顔の表情筋をほぐして（表情筋の筋膜リリース）、リンパの流れを良くするセルフケアです。

1

親指で顎関節をほぐす

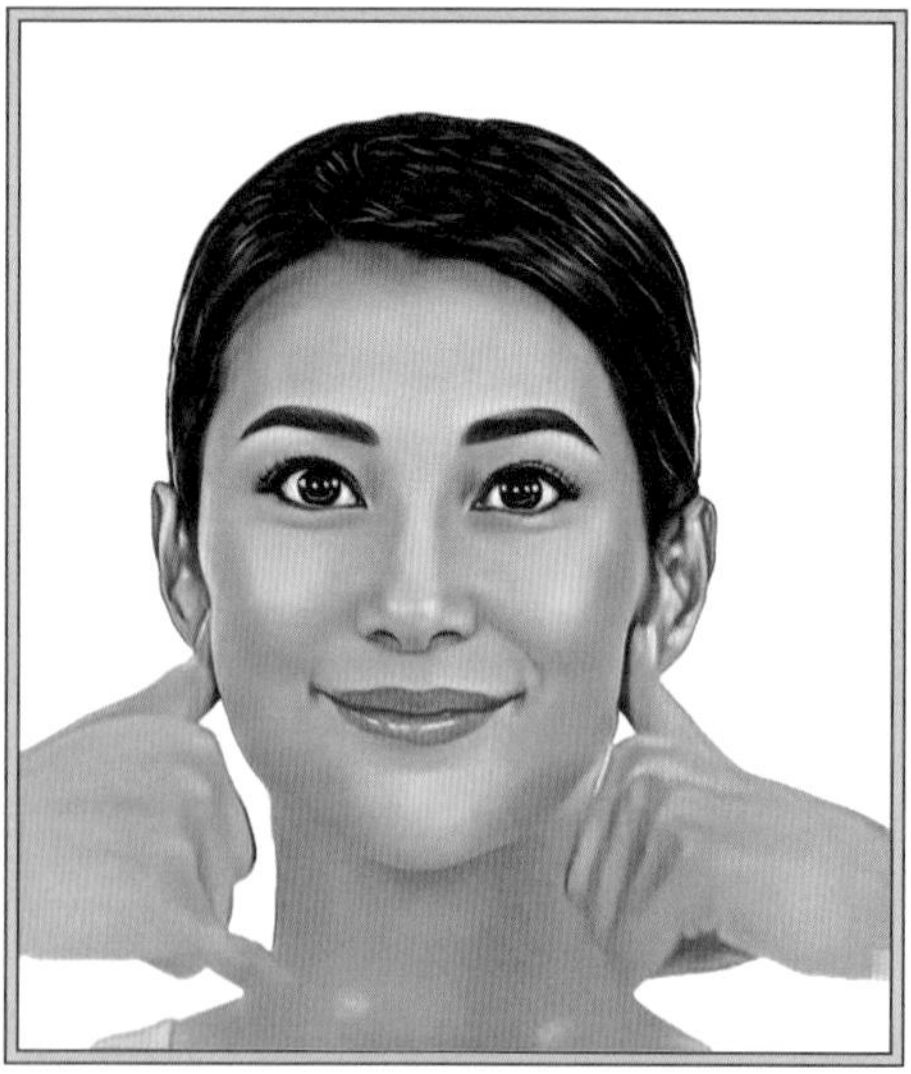

両手の親指と小指を立てた状態で、両手の親指を耳の少し前（あごの切れ目）にあて、顎関節を左右均等にゆっくりと押しほぐします。

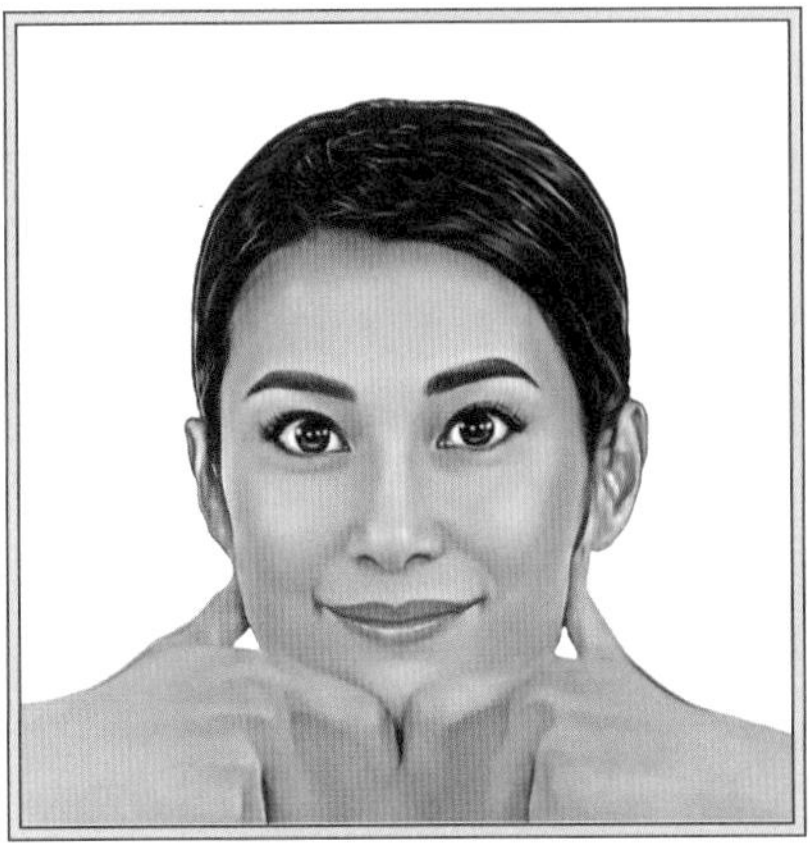

2 人さし指をあごに

両手の親指をあごの切れ目にあてた状態で両手の人さし指でカギをつくり、人さし指の第二関節をあごの先端にあてます。

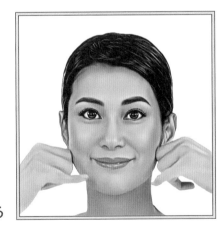

3 ゆっくり引き上げる

親指を支点にして、人さし指をあごのラインにそってゆっくりと引き上げます。

表情筋ケア②（ほおまわり）

顔には細かいリンパ節が点在しています。ほおは老廃物が溜まりやすいのでそれを流すように促します。深呼吸しながら力を入れ過ぎないように優しく丁寧に行いましょう。

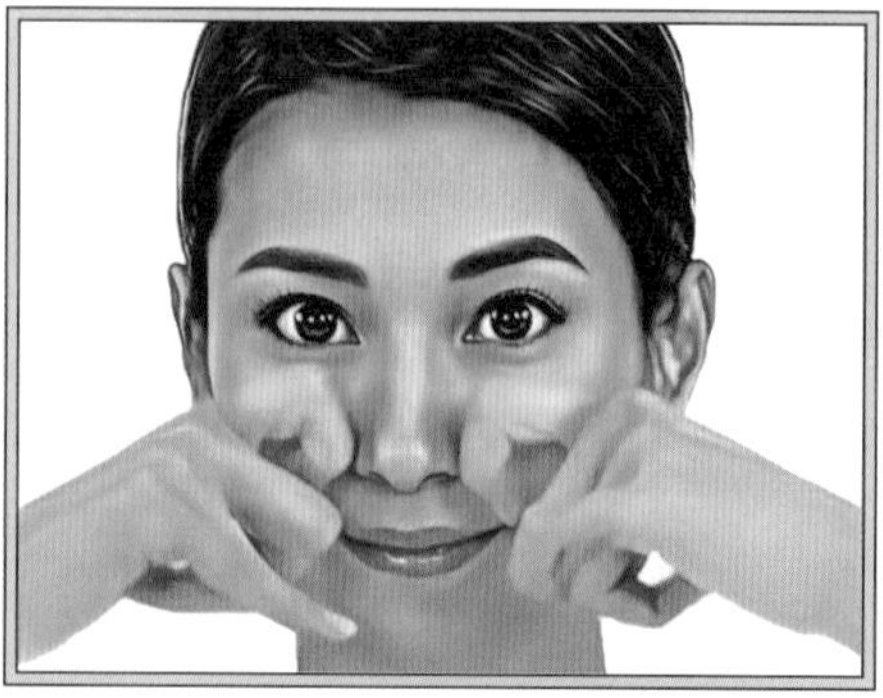

1 人さし指を小鼻わきに

（前項からの続き）親指を支点にして、人さし指を小鼻のわきに置きます。

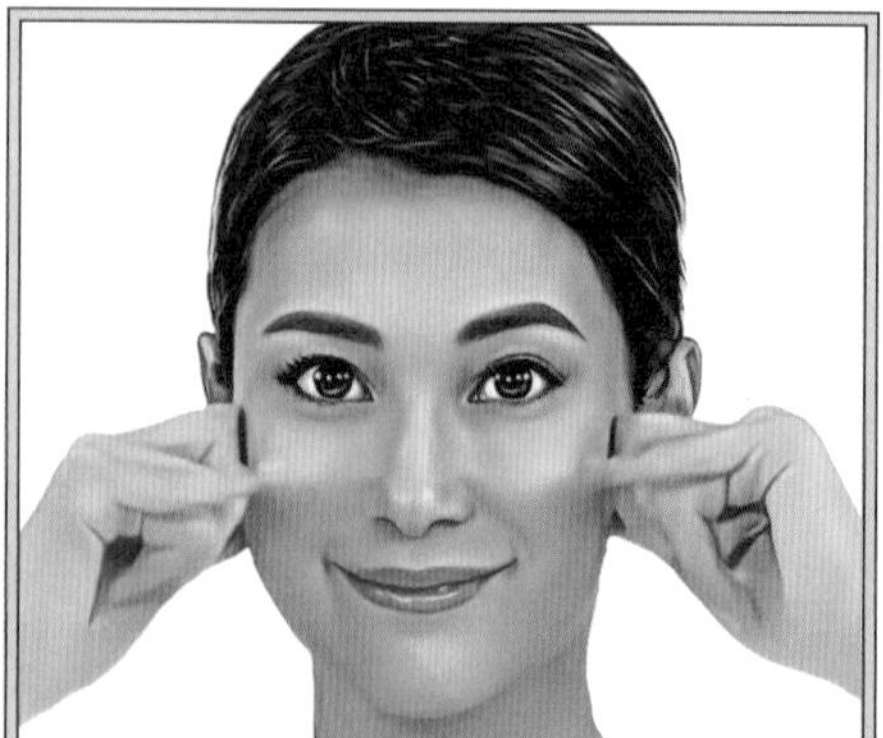

2 ほお骨にそって動かす

親指を固定したまま、人さし指を親指の位置まで、ほお骨にそってゆっくりと押しながら動かします（5回繰り返す）。

表情筋ケア③（リフトアップ）

ほおを刺激することで、血液の循環が促されて顔面神経にも栄養がわたり、不定愁訴の改善が期待できます。表情筋の癒着が取れて顔のリフトアップにもつながります。

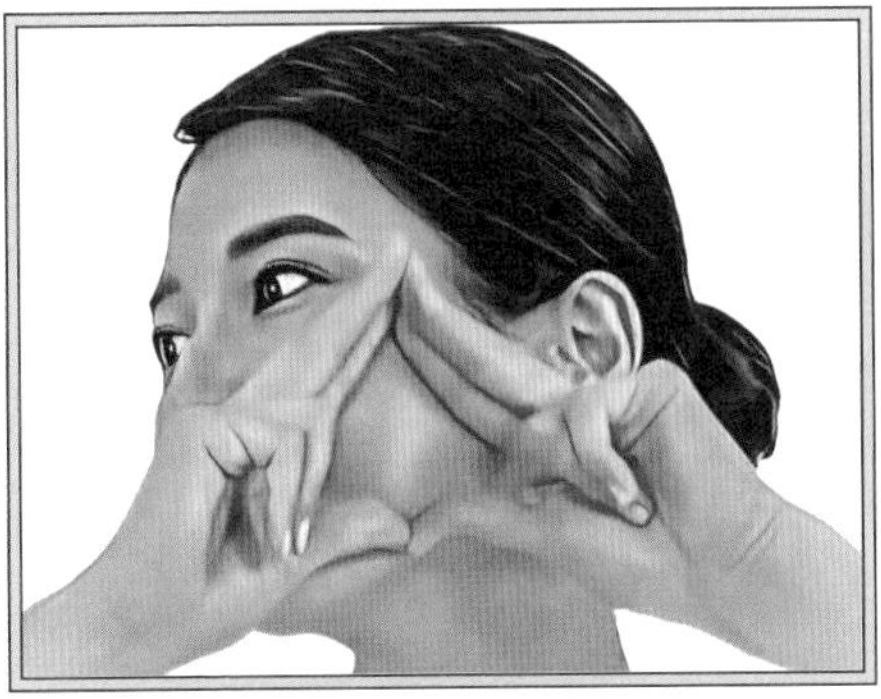

1 両手をほおに

両手で三角形をつくり、ほおにあてます。

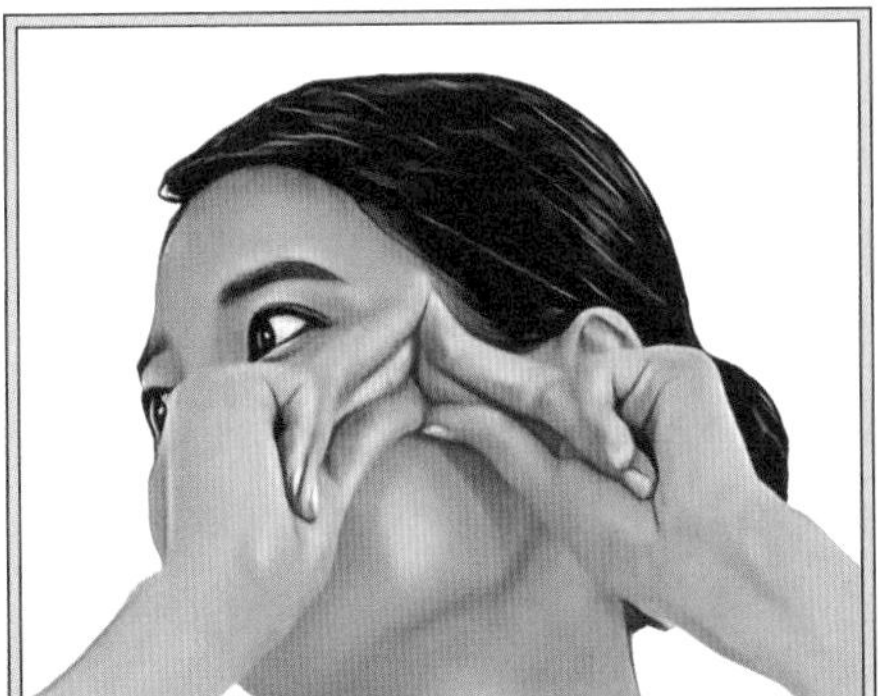

2 親指を引き上げる

人さし指の位置を固定したまま、親指でほおを下から上へゆっくりと引き上げます（5回繰り返す）。

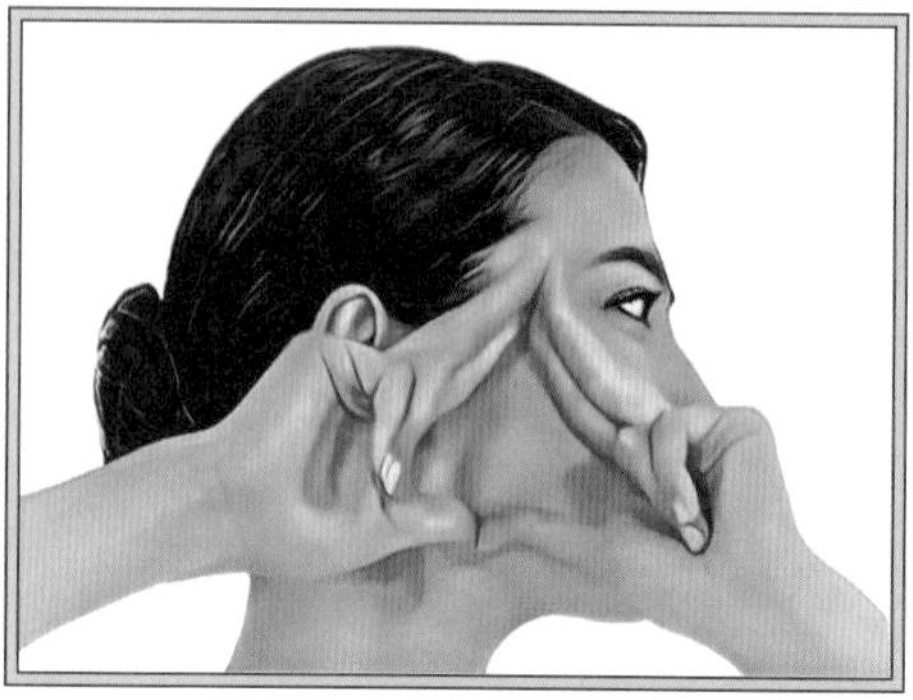

3 反対側も

両手で三角形をつくり、反対側のほおにあてます。

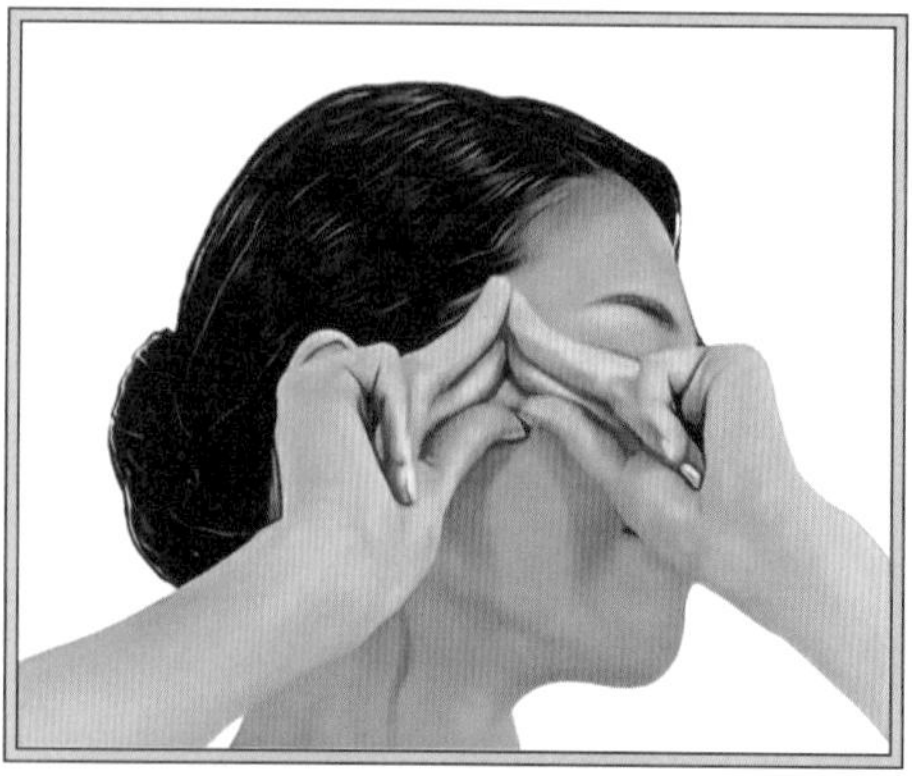

4 親指を引き上げる

人さし指の位置を固定したまま、親指でほおを下から上へゆっくりと引き上げます(5回繰り返す)。

表情筋ケア④（タッピング）

顔全体を優しくたたいてまんべんなく刺激することで血行を良くします。過緊張状態の表情筋をほぐすことでほおのこわばりを解消します。顔全体を優しく丁寧に行いましょう。

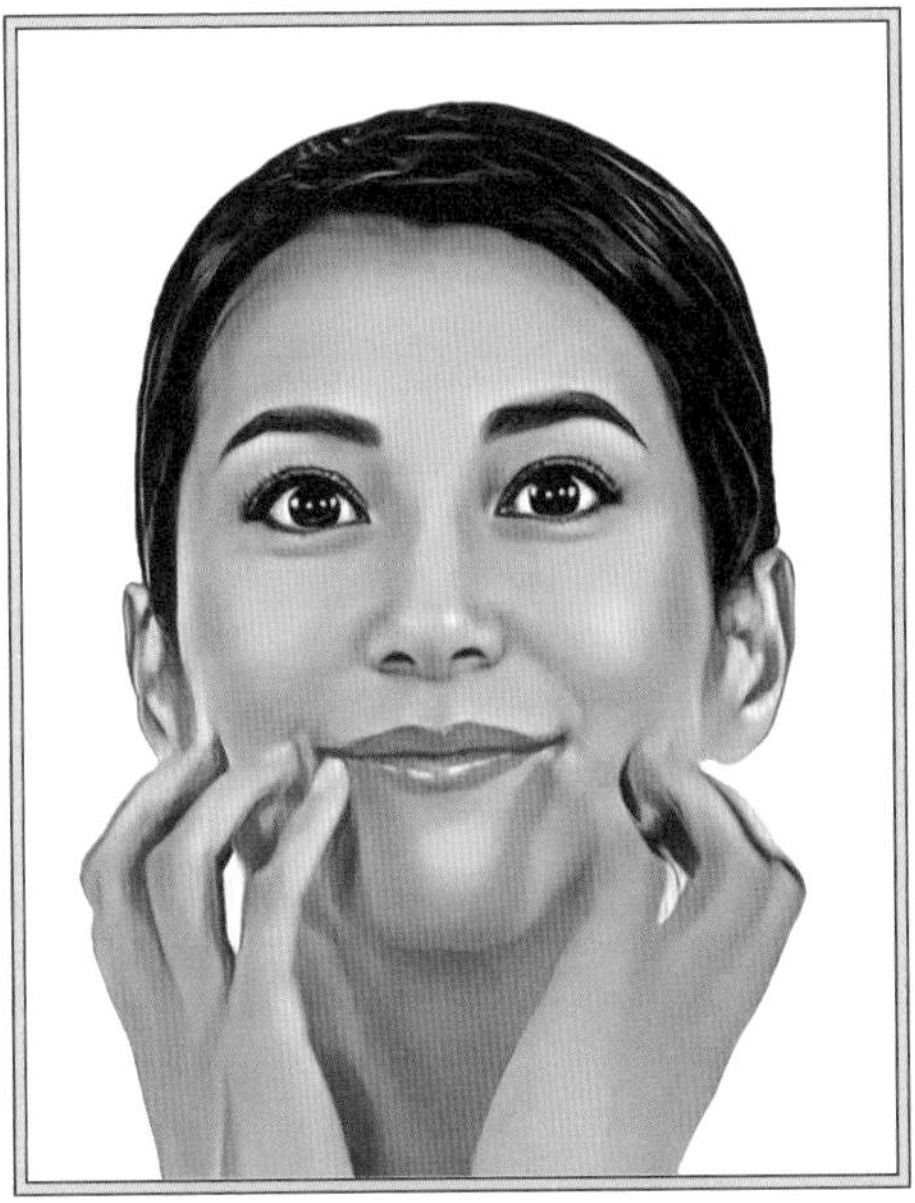

1 指先で顔全体をたたく

両手の指先の内側で顔全体を優しくたたきます。

1分を目安に繰り返します。

おわりに

現代は、スマホから世界中のありとあらゆる情報がいつでもどこでも手に入ります。世の中が変化するスピードに合わせようとして、〝ヒト〟はどんどん心と体を疲弊させています。大量の情報がインターネットやSNSを介して押し寄せ、身体をともなわない、知識ばかりが先行しています。その結果、最近では情報やコンテンツを見るだけで、「体験」したと勘違いするようになりました。

しかし、〝知識〟は体験を通じてこそ化学反応が起こり〝知恵〟に変わります。本来は体をつうじて発酵した知恵こそが生きていくうえで役立つものです。私が子供の頃に屋久島で体験していたような、自然の中で五感をとおして感じる時間がとても重要です。自然の限りないエネルギーと比較すると儚い人間のパワーですが、その潜在能力は計り知れません。皆様の未来に眠る無限の可能性の、ほんの1％でも引き出すお手伝いができれば本当に幸せです。

今回、社会人としても学び、健康の天職の道へと導いていただいた「NTT」、心身の不調を引き起こす「スマホ症候群」、心と体を整える「ゲッタマン体操」の三つの親和性を感じた私からの熱烈なラブコールに答えていただく形で、出版する運びになりました。大変光栄であり、出版にあたりご尽力いただいた方々に心より感謝を申し上げます。

現代社会に欠かせないスマホを有効活用するためには、使い方を工夫しながら、心と体のバランスを整えることがとても大切です。本書には私が長年にわたり培ってきた健康メソッドの中から、スマホと上手に付き合うために必要な〝心身との向き合い方〟をすべて盛り込みました。スマホによる不調を予防、解消するためにも、ぜひ『スマホゲッタマン体操』を実践なさってみてください。心と体のバランスを保ちながら豊かな人間性を築き上げるための一助となることを切に願っています。

GETTAMAN

Special Thanks
坂本英一（西日本電信電話株式会社　代表取締役副社長）
髙橋利之（日本テレビ放送網株式会社　執行役員）

〈著者紹介〉

GETTAMAN（ゲッタマン）

ココロとカラダをデザインし、生き方まで変えるヒューマンアーティスト。
NTTに入社。本社勤務をへて、NTTグループ フィットネスクラブ支配人となり、運営を行う傍ら、健康運動指導士として講演活動を開始。2001年NTTから内部独立し、株式会社フィットネスアライアンスを設立。並行して、NTT情報流通基盤総合研究所メンタルヘルスカウンセラーを長年にわたって務める。大手企業や官公庁などにおいて、メタボリック対策やストレス対策、ダイエットなどのスペシャリストとして講演活動を展開する。健康界の鬼才といわれ、自身開発の「肩甲骨ダイエット」は一世を風靡し、著作やメディア出演も多数。
近年は“脳”、“免疫力”、“内臓力”の三位一体を提唱した『ももクロゲッタマン体操』（3部作）が大ヒット。

スマホゲッタマン体操

――ココロとカラダをリトリートしよう

2024年1月30日　初版第1刷発行

著　者　GETTAMAN

発行者　東 明彦
発行所　NTT出版株式会社
〒108-0023 東京都港区芝浦3-4-1 グランパークタワー
営業担当　TEL 03（6809）4891　FAX 03（6809）4101
編集担当　TEL 03（6809）3276
https://www.nttpub.co.jp

モデル　WAKO（Team GETTAMAN）
MIKU（Team GETTAMAN）
衣装協力　NIKE JAPAN

装　幀　山之口正和（OKIKATA）
本文デザイン　小松洋子
イラスト　鈴木洋子
編集協力・DTP　藤山編集制作事務所
印刷・製本　シナノ印刷株式会社

ISBN 978-4-7571-6089-7 C0075